高 等 医 药 院 校 教 材
临床、影像、护理类医学专业用书

EXPERIMENT COURSE
IN CLINICAL LABORATORY MEDICINE

临床检验诊断学实验教程

主 编 胡嘉波

编 者 (以姓氏笔画为序)

毛 飞 王晓春 王 婷 朱 伟
严永敏 姜旭淦 胡嘉波

江苏大学出版社
JIANGSU UNIVERSITY PRESS
镇 江

图书在版编目(CIP)数据

临床检验诊断学实验教程 / 胡嘉波主编;毛飞等编写.—镇江:江苏大学出版社,2011.2(2022.8 重印)
ISBN 978-7-81130-209-7

Ⅰ.①临… Ⅱ.①胡… ②毛… Ⅲ.①临床医学—实验室诊断—医学院校—教材 Ⅳ.①R446.1

中国版本图书馆 CIP 数据核字(2011)第 018462 号

临床检验诊断学实验教程
Linchuang Jianyan Zhenduanxue Shiyan Jiaocheng

主　　编/胡嘉波
责任编辑/郭　杰
出版发行/江苏大学出版社
地　　址/江苏省镇江市京口区学府路 301 号(邮编:212013)
电　　话/0511-84440890
传　　真/0511-84446464
排　　版/镇江文苑制版印刷有限责任公司
印　　刷/广东虎彩云印刷有限公司
开　　本/890 mm×1 240 mm　1/32
印　　张/6.125
字　　数/155 千字
版　　次/2011 年 2 月第 1 版
印　　次/2022 年 8 月第 7 次印刷
书　　号/ISBN 978-7-81130-209-7
定　　价/25.00 元

前 言

《临床检验诊断学实验教程》是诊断学临床实验室检查部分的实验教材,我们组织了部分从事临床实验室教学和科研工作的专家编写了本书,供高等医药院校医学类专业学生实验教学使用,也可供医学类研究生参考。

本书除绪论外,共分十章。绪论简单介绍了实验室基本知识,第一章至第十章分别介绍了血液一般检查、血型鉴定与交叉配血、骨髓细胞检查、血栓与止血检查、尿液检查、粪便及其他体液检查、临床生物化学检查、临床免疫学检查、临床病原学检查、分子生物学检查等,在检查方法的介绍中,主要讨论了实验目的、原理、试剂、器材、操作、注意事项、参考值及临床意义。

本书出版得到了江苏大学的大力支持。在编写过程中,江苏大学研究生麻全慧、王晓慧协助进行了书稿文字的整理工作,在此表示感谢。

本书虽然经过反复讨论、修改和审阅,纰缪疏漏在所难免,欢迎同行专家、广大师生提出宝贵意见,并致谢意。

编 者

2011.2

实验守则

1. 学生必须按时到实验室上实验课,不得迟到早退。
2. 实验前须认真阅读实验有关参考资料,明确实验目的。
3. 进入实验室要遵守实验室各项规章制度,保持安静,不吃食物,不准吸烟和随地吐痰,不乱丢纸屑及杂物。
4. 实验中要遵守所使用设备的操作规程,不乱动与本实验无关的仪器设备,要注意节约用水、用电和易耗品,爱护器材。
5. 进实验室后按规定分组进行实验,准备就绪后,必须经指导教师同意后,方可进行正式实验,实验过程中如对设备有疑问,应及时向指导教师提出,不得自行拆卸维修。
6. 实验时要注意安全,严格遵守实验室安全制度。实验中如出现事故(包括人身、设备、水电等),应立即向指导教师报告,并停机检查原因,保护现场。
7. 实验中要严肃认真,记录实验数据,并按规定时间和要求,认真分析、整理和处理实验结果。
8. 实验结束,整理清点好仪器、设备,盖好仪器罩,切断水、电源,搞好清洁卫生,保持室内整洁,经指导教师同意后,方可离开实验室。
9. 每次实验结束后,学生须按时送交实验报告,由教师批阅。
10. 本守则由实验指导教师和实验技术人员督促执行。对不遵守本守则的学生,指导教师或实验技术人员视情况给予批评教育,直至责令停止其实验。

目 录

绪 论

一、临床实验室安全知识

临床实验室的特殊环境使得操作者经常面临一些安全隐患，例如在实验操作中常常使用易碎的玻璃器材，会用到高温电热设备，经常直接或间接接触毒性很强、或有腐蚀性、或易燃易爆的化学药品和各种生物样品，因此必须要十分重视安全防范工作，以防造成环境污染和危害身体健康。

1. 生物安全

生物安全贯穿于实验的整个过程，实验所用来自临床的标本是潜在的生物传染源，包括病毒、细菌等病原微生物对实验室人员的感染和周围环境的污染。

在标本采集前应根据实验目的、方法和要求选择合适的标本类型和抗凝剂等，采集标本用的注射器、棉球等物品应放置在指定容器内，切勿随意丢弃。

实验过程中应使用指定的容器存放标本，严防污染，避免身体接触。如不慎玷污皮肤、衣物或实验台面，应及时清洗和消毒。实验完毕，剩余的血标本以及使用过的一次性器材由专人负责，按规定程序消毒和处理；并以消毒液浸泡、流水冲洗双手。

其他感染性废物和器材应放置在指定容器内，按照生物安全实验室管理技术规范处置程序进行消毒、隔离、包装、转运和保存。

2. 化学安全

实验过程中，经常涉及许多化学试剂。

(1) 使用强酸、强碱时,必须戴防酸手套小心地操作,防止溅出。量取这些试剂时,若不慎溅在实验台上或地面,必须及时用湿抹布擦洗干净。强碱(如氢氧化钠、氢氧化钾)触及皮肤而引起灼伤时,要先用大量自来水冲洗,再用2%或5%乙酸溶液涂洗。强酸、溴等触及皮肤而致灼伤时,立即用大量自来水冲洗,再以5%碳酸氢钠溶液或5%氢氧化铵溶液洗涤。酚类触及皮肤引起灼伤,首先用大量的水清洗,再用肥皂和水洗涤,忌用乙醇。

(2) 使用可燃物,特别是易燃物(如乙醚、丙酮、乙醇、苯、金属钠等)时,应避免靠近火焰。低沸点的有机溶剂禁止在火上直接加热,只能在水浴上利用回流冷凝管加热或蒸馏。

(3) 实验产生的废液应倒入指定容器内,尤其是强酸和强碱不能直接倒在水槽中,应由专人负责处理。

(4) 有毒物品应按实验室的规定办理审批手续后领取,使用时严格操作,用后妥善处理。

3. 消防安全

(1) 首次进入实验室开始实验前,应了解煤气总阀门、水阀门及电闸所在处。离开实验室时,一定要将室内检查一遍,将水、电、煤气的开关关好。

(2) 使用电器设备(如烘箱、恒温水浴、离心机、电炉等)时,严防触电。绝不可用湿手或在眼睛旁视时开关电闸和电器开关。操作前用试电笔检查电器设备是否漏电,凡是漏电的仪器,一律不能使用。

(3) 如果不慎倾出了相当量的易燃液体,则应立即关闭室内所有的火源和电加热器,开启窗户通风,用毛巾或抹布擦拭洒出的液体,并将液体拧到大的容器中,然后再倒入带塞的玻璃瓶中。

(4) 易燃和易爆炸物质的残渣(如金属钠、白磷、火柴头)不得倒入污物桶或水槽中,应收集在指定的容器内。

实验中一旦发生了火灾应保持镇静。首先立即切断室内一切火源和电源,然后根据具体情况正确地进行抢救和灭火。

二、实验用玻璃器皿的清洗、使用

1. 实验用玻璃器皿的分类

实验用玻璃器皿分为容器类和量器类。容器类玻璃器皿为常温或加热条件下物质的反应容器和贮存容器,包括试管、烧杯、锥形瓶、滴瓶、漏斗等。量器类玻璃器皿用于计量溶液体积,不可用作实验容器,包括量筒、移液管、吸量管、容量瓶、滴定管等。

2. 普通玻璃器皿的清洗

玻璃仪器是否清洁,直接影响测定结果的准确性。根据实验目的不同,清洗液的种类和配置方法也不同,冲洗方法也不同。

(1) 新购玻璃器皿的清洗

新购的玻璃器皿表面常附着有游离的碱性物质,可按照下列程序清洗:① 选用大小合适的毛刷,用肥皂水(或去污粉)洗刷内外表面(内壁用旋转手法刷洗);② 用自来水冲洗至容器壁不挂水珠;③ 在1% ~2% 盐酸溶液中浸泡过夜(不少于 4 h);④ 用流水冲洗干净;⑤ 用蒸馏水冲洗 2 ~3 次。⑥ 在 100 ~130℃烘箱内烤干备用。

(2) 使用过的玻璃器皿的清洗

容器类玻璃器皿:容器类玻璃器皿使用后应立即浸泡于清水中,以免粘污物质干涸。清洗时按照下列程序操作:① 用自来水洗刷至无污物;② 选用大小合适的毛刷沾取去污粉(掺入肥皂粉)刷洗将器皿内外(内壁用旋转手法刷洗);③ 用自来水冲洗干净;④ 用蒸馏水冲洗 2 ~3 次;⑤烤干或倒置在清洁处,干后备用。

量器类玻璃器皿：量器类玻璃器皿使用后应立即浸泡于凉水中，勿使物质干涸。清洗时按照下列程序操作：① 用流水冲洗，除去附着的试剂、蛋白质等物质；② 晾干，在铬酸洗液中浸泡4～6 h（或过夜）；③ 用自来水充分冲洗干净；④ 用蒸馏水冲洗2～4次，晾干备用。

比色皿：使用完毕立即用自来水反复冲洗干净，如有污物粘附冲洗不净时，可用盐酸或适当溶剂清洗。再用自来水反复冲洗干净，最后用蒸馏水冲洗干净，倒置于干净滤纸上晾干备用。切忌用试管刷或粗糙的布或纸擦拭，以免损坏比色皿透光度。应避免用较强的碱或强氧化剂清洗。

其他：传染性标本（如病毒、传染病患者的血清等）粘污过的容器，应浸泡在杀菌剂（5%煤酚皂溶液）中过夜，进行消毒后再清洗。

（3）清洁液的配制和使用

清洁液的配方有数种（见表0-1），可按需要选用。

表0-1　清洁液的配方

配方	1	2	3
重铬酸钾（g）	80	50	200
粗浓硫酸（mL）	100	900	500
水（mL）	1 000	100	500

配制时，先将重铬酸钾溶于水中，加热助溶，待冷。然后将工业用浓硫酸缓慢加入上液中，边加边搅拌，切勿过快，以免产生高热使容器破裂。切忌把重铬酸钾溶液向硫酸中倾倒。配制时，根据用量选用烧杯或陶瓷缸作容器。

清洁液的腐蚀性强，用时注意不要溅在皮肤和衣服上。因其吸水性较强，故应加盖贮存，盛放清洁液的容器应放置在无人走动的固定位置。如果清洁液的颜色逐渐变为绿色，表示效力降低，可再加入适量的重铬酸钾和浓硫酸,还可继续使用;如已变成黑色,则不能再用。

清洁液适用于事先清洗过但未能洗净的玻璃器皿,但需在器皿干燥后浸泡。未清洗或未消毒的器皿不要直接浸泡于清洁液中,否则会使清洁液迅速失效,减低洗涤能力。

3. 普通玻璃器皿的使用

(1) 量筒:量筒是实验中常用的度量液体的量器,用于不太精密的液体计量,用充量表示。使用时根据需要选用各种不同容量规格的量筒。

量筒不能用作反应容器,不能装热的液体,更不可对其加热。

读取量筒刻度值时,一定要使视线与量筒内液面(半月形弯曲面)的最低点处于同一水平线上,否则会增加体积的测量误差。

(2) 容量瓶:容量瓶主要是用于把精密称量的物质配制成准确浓度的溶液,或是将准确容积及浓度的浓溶液稀释成准确浓度及容积的稀溶液。

容量瓶是一种细颈梨形的平底瓶,瓶颈上有环形标线,表示在所指温度下(一般为20℃)液体充满至标线时的容积。常用的容量瓶有25 mL、50 mL、100 mL、250 mL、500 mL、1 000 mL等规格。

不宜用容量瓶长期存放溶液。容量瓶不能在烘箱中烘烤,不许以任何形式对其加热。

(3) 吸量管:吸量管是用于准确量取一定体积液体的量出式的玻璃量器,常用的吸量管有三类:奥氏吸量管、移液管和刻度吸量管。

刻度吸量管常用于量取10 mL以下任意体积的液体。每根吸量管上都有许多等分刻度,刻度标记有不同方式,常见的有全流出式和不完全流出式两种。全流出式吸量管的上端常标有吹字,刻度包括尖端部分,欲将所量取液体全部放出时,应将管尖的液体吹出。不完全流出式吸量管的刻度不包括吸量管的最下部分,使用时放液至相应的容量刻度线处即可。

用吸量管移取溶液时,应规范操作。移取溶液时,用右手的大拇指和中指拿住管上方,无名指和小指分置吸量管前后协助固定,食指向上配合左手操作。吸量管下端插入溶液中 1 ~ 2 cm,左手用吸耳球慢慢将溶液吸入管内。当液面升高到刻度以上时,立即用右手的食指按住管口,将吸量管下口提出液面,管的末端靠在盛溶液器皿的内壁上,略为放松食指,使液面平稳下降,直到溶液的弯月面与标线相切时,立即用食指压紧管口,使液体不再流出。取出移液管(吸量管),以干净滤纸片擦去吸量管末端外部的溶液,然后插入承接溶液的器皿中,使管的末端靠在器皿内壁上。此时吸量管应垂直,承接的器皿倾斜,松开食指,让管内溶液自然地沿器壁流下,等待 10 ~ 15 s 后,拿出吸量管。

(4)试管:常用规格为 10 mm × 75 mm、13 mm × 100 mm、15 mm × 150 mm 等,用玻璃或塑料制成。试管规格和质量的选择依实验而定。现在实验室多使用化学清洁的一次性试管,以保证实验的质量。

(5)烧杯:烧杯是用于盛放液体、加热和溶解试剂时常用的玻璃器皿,经常与容量瓶配合使用。使用时切勿用手接触其内壁,溶解或混匀试剂时可用玻璃棒轻轻搅拌助溶或助匀。烧杯内试剂倾入容量瓶时,注意多次冲洗烧杯,一并倾入容量瓶内。

(6)漏斗:漏斗多用于过滤和收集沉淀物。在定量分析中,选用大小合适的滤纸,对角折叠两次后 1 : 3 分开放入漏斗内,纸的边缘不能超出漏斗上缘,滤纸的大小要与欲过滤液量相配,过大会使滤液回收量减少、所含成分浓缩从而影响实验的结果。

三、 加样器的使用

加样器是精密量器，只能在特定的量程范围内使用，因此，使用时应选用量程合适的加样器。加样器下段为可装卸可更换的吸液嘴，用加样器上方的“推进按钮”定量采取液体。加样器有固定式和可调式两种。在使用可调式加样器时，需要用选择旋钮先将容量调至所需容量刻度上。固定式直接按下列步骤操作：

(1) 在吸液杆上安装与吸取量匹配的吸液嘴，套紧。

(2) 右手握住加样器，用拇指把“推进按钮”向下按到第一静止点(第一档位)，将吸液嘴尖头浸入样品或溶液中 1 ~ 3 mm 深度，再缓缓放开“推进按钮”，使其返回原处，停留 1 ~ 2 s 后，将吸液嘴离开标本或溶液。

(3) 目测吸入液体体积是否合理，注意不要有气泡，拭干吸液嘴外部残液。

(4) 把吸液嘴尖头轻轻地接触容器内壁，成 15° ~ 20° 角倾斜，将“推进按钮”向下按到第一静止点(第一档位)，停留 1 ~ 2 s，再将“推进按钮”向下按到第二静止点(第二档位)，排出尖头中的残液。

(5) 使用完毕，按下卸吸液嘴按钮，退除吸液嘴，安装新的吸液嘴进行下一步操作。

加样器使用时，应注意以下事项：① 避免将加样器直接与液体接触。不使用时，也应插上塑料吸液嘴，以免流体或杂质吸入管内，导致阻塞。吸液嘴与吸液杆的连接必须匹配密合。② 吸液嘴在使用前须经湿化，即在正式吸液前将所吸溶液吸放 2 ~ 3 次。湿化前后实际容量和排出量均有显著差异。另外，有些新购的吸液嘴是经硅化过的，这有利于减少液体的吸附。③ 加样器每年应检验校准 2 ~ 3 次，以保证加样的准确性。

四、实验用水

水是常用的溶剂,天然水中含有许多杂质,经简单的物理、化学方法处理,除去悬浮物质和部分无机盐即得到自来水。天然水和自来水经蒸馏、电渗析等处理,除去杂质,即成实验用纯水。实验用纯水并非不含任何杂质。

1. 实验用水的制备和储存方法

(1) 纯水的制备方法

蒸馏法:蒸馏法制备纯水的原理是利用水与杂质的沸点不同,用蒸馏器蒸馏而得。将自来水(或天然水)在蒸馏器中加热汽化,然后冷凝水蒸气即得蒸馏水。蒸馏水是实验室中常用的较为纯净的洗涤剂和溶剂。蒸馏法制水耗能大,冷却水消耗亦多,同时需注意管道的清洁。蒸馏水在25℃时其电阻率为1×10^5 Ω/cm 左右。

离子交换法:当水流过装有离子交换树脂的交换器时,水中的杂质离子通过离子交换柱(内装阴、阳离子交换树脂)被除去的方法称离子交换法。由于树脂是多孔网状结构,具有很强的吸附能力,可以同时除去电中性杂质,又因交换柱本身就是一个很好的过滤器,所以颗粒杂质可以一同除去。本法得到的去离子水纯度较高,25℃时电阻率达5×10^6 Ω/cm 以上。

渗透法:电渗透法是将自来水通过电渗析器,除去水中阴、阳离子,实现净化的方法。电渗析器主要由离子交换膜、隔板、电极等组成。离子交换膜是整个电渗析器的关键部分,是由具有离子交换性能的高分子材料制成的薄膜。阳离子交换膜(阳膜)只允许阳离子通过,阴离子交换膜(阴膜)只允许阴离子通过。电渗析水的电阻率一般在$10^4\sim10^5$ Ω/cm。本法适用于处理含有离子杂质较多的水,如海水淡化。

活性炭吸附法:活性炭吸附法是采用装有活性炭柱处理自来水,

除去有机物的方法。其原理是利用活性炭过滤器的孔隙大小以及有机物通过孔隙时的渗透率来达到去除有机物的目的。该法作为各种制备纯水配套的一种措施。

超滤膜法：超滤膜法是采用超滤膜除去供水中的悬浮物的方法，所得的水需进一步纯化。

纯水器系统：目前多采用本法制备纯水，纯水器是有效地把纯化水技术的工作原理集中在一台纯水机上，其基本装置系用滤膜预处理系统的供水、结合炭吸附和离子交换处理，最后以孔径 0.45 μm 的滤膜除去微生物。

（2）实验用水的制备和储存方法

在实际工作中，还应重视纯水的贮存、运输和使用过程，防止使纯水等级下降。一般选用聚乙烯或聚丙烯桶（瓶）贮存，贮存时间不宜太长。使用时应避免一切可能的污染，切勿用手接触纯水或容器内壁。

2. 实验用水的质量要求和水质检测

（1）实验用纯水标准：水的质量好坏直接影响试剂的质量，也会影响检测的准确性和精密度。1987 年国际标准化组织（International Organization for Standardization，ISO）制定了纯水标准，将纯水分为三个级别，见表 0-2。1992 年中国国家技术监督局批准实施的《分析实验室用水规格和试验方法》（GB 6682—92）主要参数见表 0-3。

表 0-2 国际标准化组织纯水标准（ISO 3696:1987）

指 标	Ⅰ级	Ⅱ级	Ⅲ级
pH(25℃)	—	—	5.0～7.5
最大电导率 μS/cm 25℃	0.1	1.0	5.0
蒸发残渣(mg/kg)110℃ ≤	—	1.0	2.0
最大吸光度(254 nm，1 cm 比色皿)	0.001	0.01	—

续表

指　　标	Ⅰ级	Ⅱ级	Ⅲ级
SiO_2 最大量 mg/L	0.01	0.02	—
最大耗氧量 mg/L	—	0.08	0.4

表 0-3　中国国家技术监督局 GB 6682—92 标准

级　　别	Ⅰ级	Ⅱ级	Ⅲ级
外观(目视观察)	无色透明	无色透明	无色透明
pH(25℃)	—	—	5.0～7.5
电导率(mS/m 25℃) ≤	0.01	0.10	0.50
比电阻(MΩ·cm 25℃) ≥	10	1	0.2
可溶性硅[以(SiO_2)计],(mg/L) <	0.01	0.02	—
吸光度(254 nm,1 cm 光程)≤	0.001	0.01	—
可氧化物质[以(O)计],mg/L<	—	0.08	0.4
蒸发残渣(mg/L)(105℃ ±2℃) ≤	—	1.0	2.0

(2) 实验用纯水的使用与用途:临床实验室一般选用Ⅱ级水,特殊实验如酶活性测定、电解质分析等应选用Ⅰ级水,Ⅲ级水用于仪器、器皿的自来水清洁后冲洗。美国病理学会(CAP)和美国临床实验室标准化委员会(NCCLS)规定的实验用纯水用途见表 0-4。

表 0-4　NCCLS 和 CAP 规定的等级纯水的用途

级　别		用　　途
NCCLS	Ⅰ	原子吸收、火焰光度、电解质、荧光、酶、高灵敏度层析、电泳、参比液、缓冲液
	Ⅱ	一般实验检验,玻璃器皿冲洗
	Ⅲ	玻璃器皿洗涤,要求不高的定性试验
CAP	Ⅰ	原子吸收、火焰光度、酶、血气及 pH、电解质、无机元素、缓冲液、参比液

续表

级 别	用 途
Ⅱ	一般实验室检验,血液学、血清、微生物检验等
Ⅲ	普通定性测定、尿液检验、组织切片、寄生虫、器皿洗涤

(3) 水的纯度检查:水的纯度检查首先用电导率仪测定其电导率或电阻率,然后可用特定试剂分别检测水中可溶性硅、Ca^{2+}、Mg^{2+}、Cl^-、SO_4^{2-} 等成分的含量。

① 电阻率:用电导仪或兆欧表测定。用电导仪测得电导率,与电阻率可进行换算。电导是电阻的倒数,单位为西门子(s),即 $1\ s = 1\ \Omega^{-1}$;每 cm 长的电导为电导率($s \cdot cm^{-1}$)。电导仪表头读数单位为 $\mu s \cdot cm^{-1}$,$1\ \mu s \cdot cm^{-1} = 1 \times 10^{-6}\ s \cdot cm^{-1}$ 即当电导仪读数为 1 时,其电阻率为 $1 \times 10^6\ \Omega(1\ M\Omega) cm^{-1}$。

② 可溶性硅定性检验:纯水 10 mL 加入 1% 的钼酸溶液 15 滴,草酸硫酸混合液(4% 草酸 1 份加 4 mol/L H_2SO_4 3 份)8 滴,摇匀,置室温 10 分钟,滴加 1% 硫酸亚铁溶液 5 滴摇匀,以不显蓝色为合格(≤0.05 mg/L)。

五、 普通光学显微镜的使用

显微镜是由一个透镜或几个透镜的组合构成的一种光学仪器。用于放大微小物体成为人的肉眼所能看到的仪器。显微镜分光学显微镜和电子显微镜。现在的光学显微镜可把物体放大 1 500 倍,分辨的最小极限达 0.2 微米。

1. 仪器结构

普通光学显微镜的构造主要分为三部分:机械部分、照明部分和光学部分。

（1）机械部分

① 镜座:是显微镜的底座,用以支持整个镜体。

② 镜柱:是镜座上面直立的部分,用以连接镜座和镜臂。

③ 镜臂:一端连于镜柱,一端连于镜筒,是取放显微镜时手握部位。

④ 镜筒:连在镜臂的前上方,镜筒上端装有目镜,下端装有物镜转换器。

⑤ 物镜转换器(旋转器):接于棱镜壳的下方,可自由转动,盘上有3~4个圆孔,是安装物镜部位,转动转换器,可以调换不同倍数的物镜,当听到碰叩声时,方可进行观察,此时物镜光轴恰好对准通光孔中心。

⑥ 镜台(载物台):在镜筒下方,形状有方、圆两种,用以放置玻片标本,中央有一通光孔,镜台上装有玻片标本推进器(推片器),推进器左侧有弹簧夹,用以夹持玻片标本,镜台下有推进器调节轮,可使玻片标本作左右、前后方向的移动。

⑦ 螺旋:大螺旋称粗调节器(粗螺旋),能迅速调节物镜和标本之间的距离使物像呈现于视野中,通常在使用低倍镜时,先用粗调节器迅速找到物像;小螺旋称细调节器(细螺旋),多在运用高倍镜、油镜时使用,从而得到更清晰的物像,并借以观察标本的不同层次和不同深度的结构。

（2）照明部分

① 反光镜:没有内置电源照明的显微镜,其反光镜装在镜座上面,可向任意方向转动,它有平、凹两面,其作用是将光源光线反射到聚光器上,再经通光孔照明标本,凹面镜聚光作用强,适于光线较弱的时候使用,平面镜聚光作用弱,适于光线较强时使用。

② 集光器(聚光器):位于镜台下方的集光器架上,作用是把光线集中到所要观察的标本上,由聚光镜和光圈组成:聚光镜由一片或数片透镜组成,起汇聚光线的作用,加强对标本的照明,并使光线射入物镜内,镜柱旁有一调节螺旋,转动它可升降聚光器,以调节视野中光亮度的强弱;光圈在聚光镜下方,由十几张金属薄片组成,其外侧伸出一柄,推动它可调节其开孔的大小,以调节光量。

(3) 光学部分

① 目镜:装在镜筒的上端,通常备有 2 ~3 个,上面刻有 5 ×、10 × 或 15 × 符号以表示其放大倍数,一般装的是 10 × 的目镜。

② 物镜:装在镜筒下端的旋转器上,一般有 3 ~4 个物镜,其中最短的刻有"10 ×"符号的为低倍镜,较长的刻有"40 ×"符号的为高倍镜,最长的刻有"100 ×"符号的为油镜,此外,在高倍镜和油镜上还常加有一圈不同颜色的线,以示区别。

显微镜的放大倍数是物镜的放大倍数与目镜的放大倍数的乘积,如物镜为 10 ×,目镜为 10 ×,其放大倍数就为 10 ×10 = 100。

2. 使用方法

(1) 低倍镜的使用方法

① 取镜和放置:显微镜平时存放在柜或箱中,用时从柜中取出,右手紧握镜臂,左一手托住镜座,将显微镜放在自已左肩前方的实验台上,镜座后端距桌边 1 ~2 寸为宜,便于坐着操作。

② 对光:用拇指和中指移动旋转器(切忌手持物镜移动),使低倍镜对准镜台的通光孔(当转动听到碰叩声时,说明物镜光轴已对准镜筒中心)。打开光圈,上升集光器,并将反光镜转向光源(或接通电源),直到视野内的光线均匀明亮为止。

③ 放置玻片标本:取一玻片标本放在镜台上,用推片器弹簧夹夹

住,然后旋转推片器螺旋,将所要观察的部位调到通光孔的正中。

④ 调节焦距:转动粗调节器,使物镜距标本片约5毫米处,目镜观察,缓慢转动粗调节器,直到视野中出现清晰的物像为止。

（2）高倍镜的使用方法

① 选好目标:先在低倍镜下把需观察的部位调到中心,同时把物像调节到最清晰的程度。

② 调换高倍镜头:转动转换器,换高倍镜头,侧面观察(防止高倍镜头碰撞玻片),如高倍镜头碰到玻片,说明低倍镜的焦距没有调好,应重新操作。

③ 调节焦距:调换高倍镜头后,目镜观察,此时一般能见到一个不太清楚的物像,转动细调节器,直到获得清晰的物像。

④ 调节聚光器及光圈:如果视野的亮度不合适,可调节聚光器及光圈,使视野内的物像达到最清晰的程度。

（3）油镜的使用方法

① 调节亮度:将光线调至最强程度(聚光器提高,光圈全部开放)。

② 滴加香柏油:转动粗调节器,滴香柏油1小滴于物镜正下方标本上。

③ 浸油:转动物镜,使油镜头于镜筒下方,侧面观察,转动粗调节器使油镜头徐徐浸入香柏油内,轻轻接触玻片为止。

④ 调节焦距:慢慢转动粗调节器,至见到标本的物像为止;转动微调节器,使视野物像达到最清晰的程度。

⑤ 观察:徐徐移动推进器,并转动微调节器以观察标本。

⑥ 镜头去油:标本观察完毕后,取下标本玻片,立即用二甲苯、擦镜纸将镜头上香柏油擦净。

3. 注意事项

(1) 持镜时必须是右手握臂、左手托座的姿势，不可单手提取，以免零件脱落或碰撞到其他地方。

(2) 保持显微镜的清洁，光学和照明部分只能用擦镜纸擦拭，切忌口吹、手抹或用布擦，机械部分用布擦拭。

(3) 放置玻片标本时要对准通光孔中心，不能反放玻片，防止压坏玻片或碰坏物镜。

(4) 要养成两眼同时睁开的习惯。

(5) 不要随意取下目镜，以防止尘土落入物镜，不能任意拆卸各种零件，以防损坏。

(6) 镜检标本应严格按照操作程序进行，观察时要从低倍镜开始，看清标本后再转用高倍镜、油镜。

（胡嘉波　姜旭淦）

第一章　血液一般检查

一、白细胞检查

（一）白细胞计数（White Blood Cell Count，WBC）

【目的】　掌握显微镜白细胞计数方法、白细胞计数参考值及临床意义。

【原理】　用白细胞稀释液将血液稀释一定倍数，并破坏红细胞。在低倍镜下计数血细胞计数板一定体积内的白细胞数，经换算求出每升血液中白细胞的数量。

【试剂】　白细胞稀释液：2% 冰乙酸溶液 100 mL，加 3 滴 10 g/L 亚甲蓝。

【器材】

1. 显微镜、一次性采血针、75% 酒精棉球、一次性微量吸管（有 20 μL 刻度线）、1 mL 吸管、滴棒、试管。

2. 血细胞计数板（改良 Neubauer 计数板，图 1-1）：血细胞计数板中央有两个刻度平台（即血细胞计数池），每个平台划分为 9 个大方格，每个大方格长宽各为 1 mm，其面积为 1 mm^2，加盖玻片后的深度为 0.1 mm，每一大方格的体积为 0.1 mm^3（0.1 μL）。四角的四个大方格等分为 16 个中方格，为白细胞计数用；中央一大方格用双线等分为 25 个中方格，每个中方格又等分为 16 个小方格，为红细胞计数之用，见图 1-2。

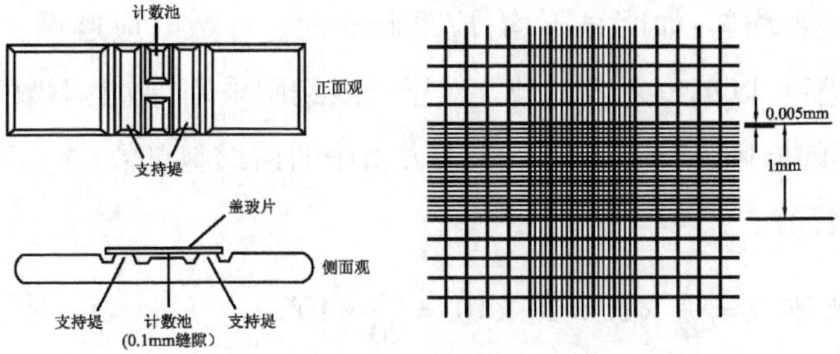

图 1-1　血细胞计数板(改良 Neubauer 计数板)

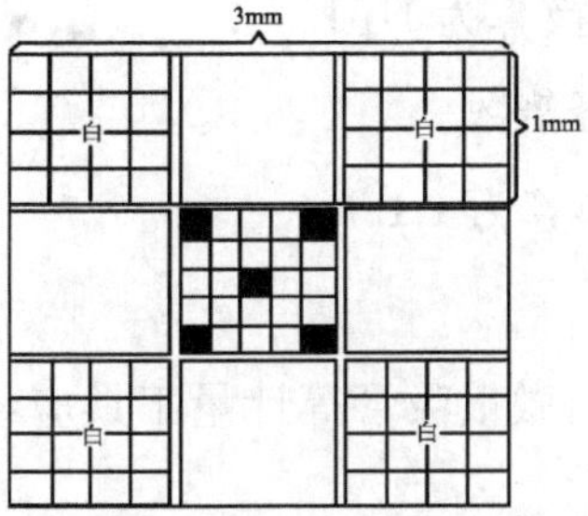

图 1-2　红细胞、血细胞计数区示意图(■为红细胞计数区)

【操作】

1. 用刻度吸管准确吸取白细胞稀释液 0.38 mL 于小试管中。

2. 消毒皮肤,用采血针刺破皮肤,使血液自动流出,拭去第一滴血,用一次性微量吸管准确取血 20 μL。

3. 擦去管尖外余血,将吸管插入盛有稀释液的试管底部,轻轻将血全部排出,吸取上层白细胞稀释液清洗吸管 3 次,混匀,溶解红细胞。

4. 静置 5 min,待细胞悬液变为棕褐色,再次混匀细胞悬液,用滴棒吸取细胞悬液 1 滴,充入血细胞计数板的计数池中,静置 2～3 min,使白细胞下沉。

5. 在低倍镜下观察整个计数板的结构,同时观察白细胞在计数池内分布是否均匀，如明显不均，应重新充池。计数时应遵循一定的方向逐格进行，以免重复或漏数。对于压线细胞采用“数上不数下、数左不数右”的原则。计数四角4个大方格中的白细胞总数(N)。

6. 计算：

$$白细胞数=\frac{N}{4}\times 10\times 20\times 10^6=\frac{N}{20}\times 10^9/L$$

式中：$N\div 4$，算出每个大方格(即0.1 μL)内白细胞平均数。

×10 将0.1 μL换算为1 μL。

×20 为血液稀释倍数。

$\times 10^6$ 将1 μL换算为1 L。

【注意事项】

1. 血细胞计数板、微量吸管等计量工具应经过校正，使用前应保持清洁、干燥。

2. 采血时不能过分挤压采血部位，针刺深度应适当。

3. 采血应顺利、准确，采血部位不得有水肿、炎症、发绀、冻疮等。

4. 取血要准确，不能有气泡，微量吸管管尖外余血要擦掉；充池要先混匀，充池不能有气泡，否则应重新充池。

5. 计数池内细胞分布要均匀，一般情况下，各大方格间细胞数相差不超过10%，否则应重新充池。

6. 显微镜的光线要适中，要注意白细胞与残渣的鉴别。

7. 计数时对压线细胞，采用“数上不数下、数左不数右”的原则，以免造成计数遗漏或重复。

8. 白细胞数显著减少($<3\times 10^9/L$)时，扩大计数面积(数8个大方格)，或取40 μL血，降低稀释倍数；若白细胞数太高($>15\times 10^9/L$)，可增加稀释倍数。

9. 外周血出现大量有核红细胞时,因其不能被白细胞稀释液破坏,可影响白细胞计数,故应进行校正。

$$白细胞数校正值/L = \frac{100}{100 + 有核红细胞数} \times 校正前白细胞数$$

式中:有核红细胞为血涂片上分类计数 100 个白细胞同时遇见的有核红细胞数。

【参考值】

成人:$(4 \sim 10) \times 10^9/L$;

6 个月至 2 岁:$(11 \sim 12) \times 10^9/L$;

新生儿:$(15 \sim 20) \times 10^9/L$。

【临床意义】 白细胞总数增减主要受中性粒细胞数量的影响。中性粒细胞病理性增多主要见于:急性化脓性感染、严重组织损伤、急性溶血、急性出血、急性中毒、白血病及其他恶性肿瘤等。中性粒细胞病理性减少主要见于:某些革兰阴性杆菌感染、病毒感染、再生障碍性贫血、慢性理化损伤、自身免疫性疾病、脾功能亢进等。

(二) 白细胞分类计数(Differential Leukocyte Count,DLC)

【目的】 掌握白细胞分类计数方法、白细胞分类计数的参考值及临床意义。

【原理】 白细胞的胞质、胞核等含有不同的化学成分,其与染料的亲和力不同,染色后呈不同的颜色,根据颜色的变化,区别白细胞并进行分类计数。

【试剂】

1. Wright 染液(瑞氏染液)

瑞氏染料 1.0 g;

甲醇(AR 级以上)600 mL;

甘油 15 mL;

2. 磷酸盐缓冲液(pH 6.4 ~6.8)

磷酸二氢钾(KH_2PO_4)0.3 g;

磷酸氢二钠(Na_2HPO_4)0.2 g;

加蒸馏水 1 000 mL。

【器材】 显微镜、香柏油、拭镜纸、载玻片、推片、洗耳球。

【操作】

1. 血涂片制备 取抗凝血或末梢血 1 滴,置于载玻片一端 1 cm 处。左手平执载玻片,右手持推片,将推片的一端放在血滴前面,逐渐后移接触血滴,血滴沿推片展开成适当的宽度,立即将推片与载玻片间呈 30° ~45°角,平稳向前推动至载玻片的另一端。将血液推制成厚薄适宜的血涂片,在空气中晃动,使其迅速干燥。

2. 染色 染色一般过程:① 用蜡笔在血膜两边画线,以防染液外溢;② 加瑞氏染液 3 ~5 滴,迅速盖满整个血膜,固定细胞 0.5 ~1 min;③ 滴加等量或稍多的磷酸盐缓冲液于血膜上,用洗耳球将缓冲液与染液吹匀,染色 5 ~10 min;④ 水平持玻片,用流水冲去染液,待血片自然干燥或用滤纸吸干。

3. 镜检 将干燥后的血涂片置显微镜下,用低倍镜观察细胞分布、着色情况,然后选择体尾交界处染色良好的区域,在油镜下按一定的方向顺序对白细胞进行分类。通常计数 100 个白细胞,计算得出各类白细胞所占的百分率。

【注意事项】

1. 玻片、推片应洁净,血膜干透后才能固定染色。

2. 良好的血涂片为:厚薄适宜、细胞分布均匀、头体尾分明、边缘整齐、两端留有空隙。

3. 染色时间的长短与染液的浓度、室温及有核细胞多少有关。染液浓度越低、室温越低、细胞越多，所需染色时间越长；反之，所需染色时间越短。

4. 由于各种白细胞的体积和密度不同，在血涂片中分布很不均匀，一般体积较小、比密较大的淋巴细胞，在血涂片的体部较多；而体积较大、比密较小的单核细胞和粒细胞在血涂片的尾部和两侧较多；异常大的细胞则常在血涂片的尾部出现。因此，应选择细胞分布均匀、染色效果好的体尾交界处进行分类。

5. 分类时要按一定方向有规律地移动视野，避免重复或遗漏，避免主观选择视野。

【参考值】 见表1-1。

表1-1　外周血白细胞分类参考值

白细胞分类	百分率(%)	分数	绝对值($\times 10^9$/L)
中性粒细胞(N)			
杆状核(St)	1~5	0.01~0.05	0.04~0.5
分叶核(Sg)	50~70	0.5~0.7	2.0~7.0
嗜酸粒细胞(E)	0.5~5	0.005~0.05	0.02~0.5
嗜碱粒细胞(B)	0~1	0~0.01	0~0.1
淋巴细胞(L)	20~40	0.2~0.4	0.8~4.0
单核细胞(M)	3~8	0.03~0.08	0.12~0.8

【临床意义】 见表1-2。

表 1-2 白细胞分类计数临床意义

分类	常见原因
中性粒细胞增多	急性化脓性感染、严重组织损伤、急性溶血、急性出血、急性中毒、白血病及其他恶性肿瘤等
中性粒细胞减少	某些革兰阴性杆菌感染、病毒感染、再生障碍性贫血、慢性理化损伤、自身免疫性疾病、脾功能亢进等
嗜酸粒细胞增多	过敏性及变态反应性疾病、寄生虫病、皮肤病
嗜酸粒细胞减少	伤寒、副伤寒,长期应用肾上腺皮质激素等
嗜碱粒细胞增多	慢性粒细胞白血病、骨髓纤维化、转移癌
淋巴细胞增多	某些病毒感染、结核病、淋巴细胞性恶性疾病、移植排斥反应、自身免疫病等
淋巴细胞减少	放射线、应用肾上腺皮质激素、免疫缺陷病等
单核细胞增多	单核细胞白血病,某些感染性疾病如结核、伤寒、疟疾等,急性传染病恢复期

二、 红细胞检查

(一) 红细胞计数(Red Blood Cell Count,RBC)

【目的】 掌握显微镜红细胞计数方法、红细胞计数参考值及临床意义。

【原理】 用红细胞稀释液将血液稀释一定倍数,充入计数池,在显微镜下计数一定体积内的红细胞数,经换算求出每升血液中的红细胞数量。

【试剂】

红细胞稀释液(Hayem 液);

氯化钠 1.0 g;

结晶硫酸钠($Na_2SO_4 \cdot 10H_2O$)5.0 g(或无水硫酸钠 2.5 g);

氯化高汞0.5 g;

蒸馏水加至200 mL(过滤后备用)。

【器材】 显微镜、血细胞计数板、一次性采血针、75%酒精棉球、一次性微量吸管(有10 μL刻度线)、2 mL吸管、滴棒、试管。

【操作】

1. 取试管一支,加红细胞稀释液2 mL。

2. 用微量吸管取末梢血或抗凝血10 μL,擦去管尖外余血,将吸管插入盛有稀释液的试管底部,轻轻将血全部排出,并吸取上层红细胞稀释液清洗吸管3次。

3. 充分混匀后,用滴棒取红细胞悬液1滴,充入血细胞计数板的计数池中,静置2~3 min,使红细胞下沉。

4. 将血细胞计数板置于显微镜下,用低倍镜观察计数池内红细胞分布是否均匀,如红细胞分布均匀,即可用高倍镜进行计数。计数时应遵循一定的方向逐格进行,以免重复或漏数。对于压线细胞采用"数上不数下、数左不数右"的原则。计数中央大方格四角和中央共5个中方格内的红细胞总数(N)。

5. 计算

$$\text{红细胞数} = N \times \frac{25}{5} \times 10 \times 200 \times 10^6 = \frac{N}{100} \times 10^{12}/\text{L}$$

式中:N为5个中方格内的红细胞数。

$\times \frac{25}{5}$是将5个中方格红细胞数换算成一个大方格内(即0.1 μL)的红细胞数。

$\times 10$ 将0.1 μL换算成1 μL。

$\times 200$ 为血液稀释倍数(实际为201倍)。

$\times 10^6$ 将1 μL换算成1 L。

【注意事项】

1. 红细胞稀释液应等渗、新鲜配制、无杂质微粒。

2. 计数时显微镜的光线要适中,计数池内的细胞分布要均匀,每个中方格之间红细胞相差超过20个以上应重新充池计数。

3. 操作应准确、迅速,太慢血液可能会凝固。

4. 当白细胞极度增多时,红细胞计数结果假性偏高,应对红细胞计数结果进行校正。校正方法:校正后红细胞计数结果 = 校正前红细胞计数结果 - 白细胞计数结果。

【参考值】

成年男性:$(4.0\sim5.5)\times10^{12}/L$;

成年女性:$(3.5\sim5.0)\times10^{12}/L$;

新 生 儿:$(6.0\sim7.0)\times10^{12}/L$。

【临床意义】

1. 红细胞增多

(1) 相对性增多:如剧烈呕吐、严重腹泻、大面积烧伤、出汗、多尿等,使体内水分丧失过多,导致血液浓缩。

(2) 绝对性增多:多由于缺氧而致红细胞代偿性增多,红细胞增多的程度与缺氧程度成正比。

① 生理性增多:见于胎儿、新生儿、高原居民等。

② 病理性增多:见于慢性心肺功能不全,如肺气肿、肺源性心脏病及某些发绀型先天性心脏病等。

2. 红细胞减少

(1) 生理性减少:见于妊娠中、晚期,血容量增加使血液稀释,红细胞相对减少。

(2) 病理性减少:是指血液中红细胞数量绝对减少。见于造血功能障碍、造血原料供应不足、红细胞丢失及破坏过多等原因引起的各种贫血。

(二)血红蛋白测定(氰化高铁血红蛋白测定法)

【目的】 掌握氰化高铁血红蛋白测定方法、血红蛋白测定的参考值及临床意义。

【原理】 高铁氰化钾能使血红蛋白(除硫化血红蛋白)中的二价铁氧化成三价铁,形成高铁血红蛋白(Hi),后者与氰离子(CN^-)结合,生成稳定的氰化高铁血红蛋白(HiCN)。氰化高铁血红蛋白在波长540 nm处有最大吸收峰,可用标准的分光光度计定量测定,直接计算血红蛋白浓度,或用HiCN标准液进行比色测定,再根据标准曲线计算出血红蛋白浓度。

【试剂】 氰化高铁血红蛋白(HiCN)转化液(文齐液)

氰化钾(KCN)0.05 g;

高铁氰化钾[$K_3Fe(CN)_6$]0.20 g;

Triton X-100 1.0 mL;

磷酸二氢钾(KH_2PO_4)0.14 g;

蒸馏水加至1 000 mL(纠正pH至7.0~7.4)。

HiCN转化液为淡黄色透明溶液,配成后用滤纸过滤,置棕色瓶中,在室温中避光可保存数月,4℃冰箱保存时间更长。用蒸馏水调零,1.000 cm比色杯,540 nm测其吸光度应小于0.001。

【器材】 试管、5 mL吸管、一次性采血针、75%酒精棉球、一次性微量吸管(有20 μL刻度线)、分光光度计。

【操作】

1. 在试管中加5 mL HiCN转化液。

2. 用微量吸管取抗凝血或末梢血20 μL,擦去管尖外余血,将吸管插入盛有 5 mL HiCN 转化液的试管底部，轻轻将血全部排出，吸取上层 HiCN 转化液清洗吸管 3 次，充分混匀，静置 5 min。

3. 以符合 WHO 标准的分光光度计（常规测定时带宽应小于 6 nm）比色，波长 540 nm，光径（比色杯内径）1.000 cm，以 HiCN 转化液或蒸馏水调零，测定标本吸光度（A）。

4. 计算

计算公式为：血红蛋白浓度（g/L）$= A \times \frac{64\ 458}{44\ 000} \times 251 = A \times 367.7$

式中：A 是 540 nm 处测定管吸光度。

64 458 是国际公认的血红蛋白相对分子量。

44 000 是 1965 年国际血液学标准化委员会（ICSH）公认的血红蛋白毫摩尔消光系数。

251 是稀释倍数。

5. 当分光光度计不符合 WHO 标准时，用已知浓度的血红蛋白标准液制备 HiCN 的标准曲线，然后根据标本吸光度在标准曲线上查取血红蛋白浓度。

【注意事项】

1. 血红蛋白测定方法很多，HiCN 法是测定血红蛋白的标准方法。

2. 分光光度计经过校正，其测定的吸光度可直接计算血红蛋白含量；如果绘制标准曲线，标准曲线或 K 值应定期进行校正。

3. 血中白细胞过多，HiCN 比色液可能发生浑浊，可离心后取上清液比色。

4. 氰化钾是剧毒品，配制试剂时要严格按剧毒品管理使用程序操作。配好的 HiCN 转化液中氰化钾浓度较低，毒性不大，但严禁口吸。

5. HiCN 转化液应贮存在棕色有塞的玻璃瓶中，不能贮存在塑料瓶中，否则 CN^- 浓度下降，测定结果偏低。

【参考值】

成年男性：(120 ~ 160) g/L；

成年女性：(110 ~ 150) g/L；

新生儿：(170 ~ 200) g/L。

【临床意义】 见红细胞计数。

(三) 血细胞比容测定(温氏法)

【目的】 熟悉血细胞比容测定的原理及方法，掌握血细胞比容测定的参考值及临床意义。

【原理】 抗凝全血经一定的条件离心沉淀后，测出压实的红细胞层占全血体积的比值。

【试剂】 分装 EDTA-K_2 3.5 mg 于小试管中并干燥，能抗凝2 mL 血液。

【器材】 5 mL 注射器、试管、细长毛细滴管(长 > 11 cm，内径 < 0.3 cm)、温氏(Wintrobe)管(平底厚壁玻璃管)、水平离心机。

【操作】

1. 静脉采血 2 mL，立即注入抗凝管中，混匀。

2. 用细长毛细滴管吸取混匀的抗凝血，插入温氏管底部，徐徐注入血液，直到血液至刻度“10”处，避免产生气泡。

3. 将注入血液的温氏管置水平离心机中，以相对离心力 2 264 g 离心 30 min，读取红细胞层柱的高度，然后再离心 10 min，至红细胞层高度不再下降为止。

4. 离心后血液分为 5 层，从上至下依次是：血浆层、血小板层、白细胞和有核红细胞层、还原红细胞层(紫黑色)、携氧红细胞层(鲜红色)。读取以还原红细胞层为准的柱高毫米数,乘以0.1即为血细胞比容。

【注意事项】

1. 所有器材必须清洁、干燥,以防溶血。

2. 抗凝剂与血液要充分混合,防止部分血液发生凝固,出现小凝块。

3. 相对离心力(g) $=1.118\times10^{-5}\times$有效半径(cm) $\times$ (r/min)^2

4. 离心机转速或离心力不足时,血细胞比容的误差大,不宜用以计算红细胞参数MCV和MCHC。

【参考值】

男性:0.40~0.54;

女性:0.37~0.47。

【临床意义】

1. 血细胞比容减少见于各种贫血。

2. 血细胞比容增高见于:① 各种原因所致的血液浓缩,如大量呕吐、腹泻、失水、大面积烧伤等;② 真性红细胞增多症时血细胞比容可高达0.80左右;③ 继发性红细胞增多,如新生儿、高原居民及慢性心肺疾病。

(四) 网织红细胞计数

【目的】 熟悉网织红细胞手工计数的原理和方法,掌握网织红细胞参考值及临床意义。

【原理】 网织红细胞是尚未完全成熟的红细胞,其胞质中残存的核糖核酸(RNA)等嗜碱性物质,在活体染色时能被煌焦油蓝染成蓝色网状或颗粒状,可区别于完全成熟的红细胞。

【试剂】

10 g/L 煌焦油蓝生理盐水溶液

煌焦油蓝 1.0 g

枸橼酸钠 0.4 g

氯化钠 0.85 g

蒸馏水加至 100 mL,过滤后备用。

【器材】 试管、玻片、香柏油、显微镜。

【操作】

1. 取小试管一支,加入 10 g/L 煌焦油蓝溶液 2 滴,然后加入新鲜全血 2 滴,混匀。

2. 室温放置 15 ~ 20 min,取 1 小滴制成薄血涂片,自然干燥。

3. 在低倍镜下选择红细胞分布均匀的部位,油镜下至少计数 1 000 个红细胞中的网织红细胞数。

4. 计算

$$网织红细胞分数 = \frac{计数的网织红细胞数}{1\ 000}$$

网织红细胞的绝对值(网织红细胞/L) = 红细胞数/L × 网织红细胞分数。

【注意事项】

1. 新鲜血液活体染色才能显示网织红细胞,染液与血液的比例以1∶1为宜。染色时间不能过短,室温低时,可适当延长染色时间。

2. 血膜制备应薄而均匀,选择计数区域的红细胞应无重叠。网织红细胞体积较成熟红细胞体积稍大,多分布于涂片的尾部及两侧,故进行计数时应兼顾整个血涂片的边缘和尾部。

3. 为便于计数,可使用 Miller 窥盘或缩小视野法进行计数。

4. 试剂应定期配制并过滤使用。

【参考值】

成人:0.005 ~0.015(0.5% ~1.5%);

绝对值:(24 ~84)$\times 10^9$/L。

【临床意义】 网织红细胞增加表示骨髓造血功能旺盛,各种增生性贫血均可增多,溶血性贫血尤为显著,巨幼细胞性贫血、缺铁性贫血在分别用维生素 B_{12} 和铁剂治疗后显著增多,表示有治疗效果。网织红细胞减少常见于再生障碍性贫血。

(五) 红细胞沉降率(魏氏法)

【目的】 了解红细胞沉降率测定的原理和方法,掌握红细胞沉降率的参考值及临床意义。

【原理】 将一定量的枸橼酸钠抗凝全血置于特制的血沉管中,直立于血沉架上,1 h 后读取红细胞下沉后血浆的高度即红细胞沉降率,简称血沉。

【试剂】 109 mmol/L 枸橼酸钠溶液:枸橼酸钠($Na_3C_6H_5O_7 \cdot 2H_2O$)32 g,溶于 1 000 mL 蒸馏水。

【器材】 魏氏(Westergren)血沉管、血沉架、吸管、试管。

【操作】

1. 取试管 1 支,加 109 mmol/L 枸橼酸钠抗凝剂 0.4 mL。

2. 静脉采血 1.6 mL,加入含抗凝剂的试管中,混匀。

3. 用血沉管吸取混匀抗凝血至"0"刻度处,拭去管外余血。

4. 将血沉管直立于血沉架上。

5. 1 h 末读取红细胞下沉后血浆的高度,即红细胞沉降率。

【注意事项】

1. 采血量应准确,抗凝剂与血液的比例为 1∶4。

2. 血沉管内径要标准(2.5 mm),放置要垂直,不能倾斜、振动。

3. 红细胞沉降率测定最适温度为 18～25℃,在 2 h 内完成测定。室温高时可使血沉增快,需用 Roger 血沉温差校正表校正;室温过低时血沉减慢,应在(20±2)℃的恒温箱或柜中进行测定。

4. 读取结果必须准确掌握在 1 h 末,不可以只观察 30 min 沉降率,将结果乘以 2 作为 1 h 的血沉结果。

【参考值】

成年男性:(0～15)mm/1 h;

成年女性:(0～20)mm/1 h。

【临床意义】

1. 生理性血沉增快,主要见于儿童、女性月经期、妊娠期及老年人。

2. 病理性血沉增快,见于各种急性和慢性炎症、组织损伤及坏死、风湿及结核病的活动期、结缔组织病、恶性肿瘤等。

三、血小板计数

【目的】 了解血小板计数原理和方法,掌握血小板计数的参考值及临床意义。

【原理】 用血小板稀释液将血液稀释一定倍数,并破坏红细胞,充入计数池后,在显微镜下计数一定体积内的血小板数,经换算求出每升血液中的血小板数量。

【试剂】

10 g/L 草酸铵稀释液

草酸铵 10 g

$EDTA\text{-}Na_2$ 0.12 g

蒸馏水加至1 000 mL(过滤后保存于4℃)

【仪器】 微量吸管、试管、滴棒、血细胞计数板、显微镜。

【操作】

1. 在试管内加入10 g/L草酸铵稀释液0.38 mL。

2. 毛细血管采血,让血液自然流出,用一次性微量吸管准确吸取末梢血20 μL,拭去管尖外余血,立即将血液加入草酸铵稀释液中,充分混匀。

3. 待红细胞完全溶解后再混匀1min,静置10 min。

4. 摇匀血小板悬液,用滴棒取悬液1滴,充入血细胞计数板的计数池中,静置10～15 min,待血小板完全下沉后用高倍镜进行计数。

5. 计数血细胞计数板中央大方格的四个角及中央共5个中方格内血小板数(N)。

6. 计算:

血小板数 $= N \times 5 \times 10 \times 20 \times 10^6 = N \times 10^9/L$

式中:×5 将5个中方格换算成一个大方格,即0.1μL的血小板数

×10 是将一个大方格的体积(0.1μL)换算成1μL的血小板数

×20 为血液稀释倍数

$\times 10^6$ 是将1 μL换算成1 L

【注意事项】

1. 草酸铵稀释液要清洁无污染,存放时间较长后应过滤后再使用。试管及吸管也应清洁、干净。

2. 毛细血管采血时,穿刺皮肤要深约3 mm,使血流通畅,操作应迅速,防止血小板聚集。

3. 血液加入草酸铵稀释液内要充分混匀,充入计数池后一定要静置10～15 min。室温高时注意保持计数池周围的湿度,以免水分蒸

发而影响计数结果。

4. 计数时光线要适中，不可太强，注意与灰尘、细胞碎片等进行区别。

5. 标本采取后应在 1 h 内计数完毕，如放置时间过长，会导致血小板破坏，血小板计数值偏低。

【参考值】 $(100 \sim 300) \times 10^9/L$

【临床意义】

1. 血小板减少

(1) 血小板生成障碍：见于再生障碍性贫血、急性白血病、急性放射病等。

(2) 血小板破坏增多：见于原发性血小板减少性紫癜(ITP)、脾功能亢进等。

(3) 血小板消耗过多：见于弥散性血管内凝血(DIC)等。

2. 血小板增多

(1) 骨髓增殖性疾病：如骨髓增生综合征、慢性粒细胞白血病、真性红细胞增多症等。

(2) 反应性增多：如急性感染、急性溶血、急性失血等。

四、 血细胞自动分析仪测定

【原理】

1. 电阻抗法　血细胞相对于等渗的电解质溶液为不良导体，其电阻比电解质溶液大。当体积大小不同的血细胞通过检测器计数小孔的感受区时，检测器计数小孔内、外电极之间产生电压变化，产生一个电压脉冲信号，经计算机处理后，产生脉冲信号数等于通过的细胞数，脉冲信号幅度大小与细胞体积大小成正比，这就是电阻抗原理，也即库尔特原理(Coulter Principle)。以此计数红细胞、白细胞、血小板。由检测器产生的脉冲信号,经计算机处理以后以体积直方图(Histogram)显示,横轴代表细胞体积大小(fl),纵轴代表一定体积相对细胞数。直方图可显示特定细胞群中的细胞体积和细胞分布情况,可以把白细胞进行“三分类”。在进行血细胞分析时,白细胞和血红蛋白为一个检测通道,红细胞和血小板为一个检测通道,分别进行计数分析。

2. 联合检测法　电阻抗型血细胞分析仪最大缺点只能将白细胞按体积大小分为三个亚群,且分析精度差,易受各种因素的干扰。联合检测法主要体现在白细胞分类部分的改进,即联合多项技术(激光散射,射频电导及化学染色等)同时分析一个细胞,综合分析数据,从而得到较为准确的白细胞“五分类”结果。各种类型具有白细胞“五分类”功能的血细胞分析仪在白细胞分类技术上应用原理各不相同,分析测定的项目各有特色,形式多样,结构复杂。不断改进和升级的新产品使得血细胞分析仪在白细胞分类技术上更加成熟和可靠。

【临床应用】

1. 红细胞直方图　红细胞直方图正常情况下呈正态分布,如果红细胞的体积大小发生改变,红细胞直方图发生左移(MCV 变小)或右移(MCV 变大);出现双峰表示存在两种类型的红细胞,如见于铁粒幼细胞性贫血,贫血治疗有效等。

2. 红细胞体积分布宽度(RDW)　RDW 是反映红细胞体积大小变异性的参数。RDW 增高常见于增生性贫血,可用于轻型 β 珠蛋白生成障碍性贫血(RDW 正常)与缺铁性贫血(RDW 异常)的鉴别,也可用于缺铁性贫血的早期诊断和疗效观察。RDW 与红细胞平均体积(MCV)结合可用于贫血的形态学分类。

3. 白细胞直方图　仪器型号、稀释液、溶血剂不同,白细胞直方图的形态不尽相同。当白细胞分类的比例异常或出现异常细胞时，白细胞直方图曲线的高低、数量和低谷区的特征将会出现变化，从而出现异常直方图。

4. 白细胞散点图　不同细胞在体积和光散射分类的散点图中，有其特定的分布区域。细胞的体积，从下到上由小到大；细胞的复杂程度，从左到右由简单到复杂。通过图形分析，可监测到有无干扰因素，如有无聚集血小板、有核红细胞的干扰存在；估计仪器白细胞分类是否可靠；判断有无异常细胞群的存在，如中性粒细胞区上部有异常细胞群出现，多为早、中、晚幼粒细胞。

5. 平均血小板体积(MPV)、血小板体积分布宽度(PDW)　MPV 指血液中平均的血小板体积，PDW 指血细胞分析仪测量一定数量的血小板体积后，获得反映血小板体积大小异质性参数。再生障碍性贫血时，PDW 增高，MPV 减低；巨幼细胞性贫血时，PDW 和 MPV 均减低，治疗有效时，均恢复至正常水平；特发性血小板减少性紫癜和慢性粒细胞白血病病人的 PDW、MPV 均增高；反应性血小板增多症病人 PDW 减低，而特发性血小板增多症病人 PDW 增高。

（胡嘉波）

第二章　血型鉴定与交叉配血

一、ABO 血型鉴定

（一）正定型

【目的】 掌握 ABO 血型鉴定正定型的原理、方法。

【原理】 用已知的 IgM 类特异抗体（标准血清）与被检红细胞在盐水介质中反应。根据红细胞是否出现凝集来测定被检红细胞膜上有无与血型抗体相对应的抗原，从而判断和鉴定被检者的血型。

【试剂】

1. 标准抗 A、抗 B 血清　多为商品化试剂，要求：① 特异性高；② 凝集效价：抗 A 不低于 1∶128，抗 B 不低于 1∶64；③ 亲和力：反应开始 15 s 内即出现凝集，3 min 时明显凝集，血凝块大于 1 mm^2；④ 稳定性高；⑤ 已灭活补体。

2. 生理盐水。

【器材】 小试管、滴管、吸管、载玻片（或白瓷板）、离心机、显微镜。

【操作】 制备被检者 5% 红细胞生理盐水悬液：抗凝血离心或红细胞自然沉降后取试管下层的红细胞 2 滴于小试管中，加入生理盐水 2 mL，混匀。2500 r/min 离心 3 min 后弃去上清液，重复洗涤 3 次。自管底吸取 1 滴压积红细胞加入 19 滴生理盐水，混匀，此即为 5% 红细胞生理盐水悬液。

1. 玻片法

（1）标记玻片或白瓷板：取洁净的载玻片或白瓷板 1 块，用蜡笔划分出 2 小格,分别标明抗 A、抗 B。

（2）加标准抗血清:在玻片或白瓷板已标记的相应区域内分别加抗 A 或抗 B 标准抗血清 1 滴。

（3）加被检红细胞悬液:在滴加抗 A、抗 B 标准抗血清的小格中分别加被检者 5% 红细胞生理盐水悬液各 1 滴,不断轻轻转动玻片或白瓷板,使血清与红细胞充分混匀,持续约 1 ~ 5 min,室温放置15 ~ 30 min。

（4）观察结果:先轻轻转动玻片或白瓷板,肉眼观察有无凝集(或溶血)反应,再用显微镜低倍镜观察,判定阴性、阳性和阳性强度。

（5）凝集判断:红细胞呈均匀分布,无凝集颗粒,显微镜下红细胞分散存在,无凝集靠拢现象为阴性;红细胞出现凝集为阳性。在低倍镜下判断标准见表 2-1。

表 2-1　红细胞凝集强度判断标准

凝集程度	判断标准
+ + + +	红细胞凝集成一大块,血清清晰透明
+ + +	红细胞凝集成数小块,血清尚清晰,仅见极少量游离红细胞
+ +	红细胞凝块分散成许多小块,周围可见到游离红细胞,约占 1/2
+	肉眼可见细沙状小颗粒,周围有较多的游离红细胞
±	镜下可见数个红细胞凝集在一起,周围有很多游离红细胞
混合凝集外观	镜下可见少数红细胞凝集,而绝大多数红细胞仍呈分散分布
-	镜下未见细胞凝集,红细胞均匀分布

（6）判断血型:见表 2-2。

表 2-2　ABO 血型鉴定结果判断

正定型（标准抗血清+被检者红细胞）		被检者血型	反定型（标准红细胞+被检者血清）		
抗 A	抗 B		A 型红细胞	B 型红细胞	O 型红细胞
+	−	A	−	+	−
−	+	B	+	−	−
+	+	AB	−	−	−
−	−	O	+	+	−

2. 试管法

（1）标记试管：取小试管 2 支，分别标记抗 A、抗 B。

（2）加标准抗血清：分别滴加抗 A、抗 B 标准抗血清 1 滴于相应标记的试管中。

（3）加红细胞悬液：分别滴加被检者 5% 红细胞生理盐水悬液 1 滴于各试管中，混匀。

（4）离心：以 1 000 r/min 离心 1 min。

（5）观察结果：取出试管，先观察上层液有无溶血现象，再将试管轻轻摇动使沉于管底的红细胞悬起，肉眼观察有无凝集及凝集强度。如轻微凝集或不见凝集，将反应物倒于玻片上，再以显微镜低倍镜观察。

（6）凝集判断：① 完全凝集，上层液体清亮、无色，底部有红细胞凝块，管底红细胞呈花边状，轻弹试管凝块不散开；完全不凝集，上层液体清亮、无色，血细胞均匀地沉到管底，边缘整齐，用手指轻弹试管，红细胞上升，随即成为均匀的悬液。② 凝集强度判断标准同玻片法，见表 2-1。

（7）判断血型：见表 2-2。

【注意事项】

1. 所用器材必须干燥清洁、防止溶血；为避免交叉污染，试管、滴管均一次性使用。玻片及试管均应严格标记。

2. 标准抗血清质量应符合要求。标准抗血清从冰箱取出待其平衡至室温后再使用，用完后应尽快放回冰箱保存，减少细菌污染。

3. 更换抗血清批号或对实验结果有怀疑时可设阳性、阴性对照：分别采取已知 A、B、O 三种血型的红细胞，按要求配制适当浓度的红细胞悬液，与相应抗体反应后观察结果。

4. 被检红细胞标本应新鲜，无细菌污染。细菌污染标本的红细胞上 T 抗原被激活，与标准血清中的抗 T 抗体结合，出现全凝集现象，干扰血型鉴定。

5. 红细胞悬液浓度必须合适，浓度过高或过低，抗原抗体比例不适当，容易误判为阴性反应。

6. 玻片法定型时，转动玻片动作要轻。注意防止悬液干涸，以免将玻片边缘干涸引起的红细胞堆积误认为抗原抗体反应凝集。

7. 玻片法反应时间不能少于 10 min，否则较弱凝集不能出现，造成假阴性。

8. 理论上 IgM 抗 A 和抗 B 与相应红细胞的反应温度以 4℃ 最强，但为了防止冷凝集现象的干扰，一般仍在室温 20 ~ 24℃ 内进行试验，37℃ 可使反应减弱。

(二) 反定型

【目的】 熟悉 ABO 血型鉴定反定型的原理、方法。

【原理】 反定型是通过用已知标准血型红细胞与被检血清反应。红细胞上具有 A(B) 抗原，血清中就无抗 A(抗 B)；红细胞上没有 A(B) 抗原，血清中就一定有抗 A(抗 B)。用已知的标准 A、B、O 型红细胞与被检血清反应，若被检血清与已知型别的标准红细胞出现凝集，则证明被检血清中存在与该红细胞抗原相对应的抗体。反之，若被检血清与已知型别的标准红细胞不出现凝集，则证明被检血清中不存在与红细胞抗原相对应的血型抗体，以此反证被检者红细胞上抗原的型别。

【试剂】 5%的A、B、O标准红细胞生理盐水悬液。

【器材】 小试管、记号笔、滴管、离心机、显微镜。

【操作】

1. 分离血清　将被检血液以2500 r/min离心3 min，分离血清。

2. 标记并加被检者血清　取小试管3支，分别标记A、B、O字样。于各管内加入被检者血清1滴。

3. 加标准红细胞　按标记各管内分别加入5%的A、B、O型标准红细胞生理盐水悬液1滴，混匀。

4. 离心　以1 000 r/min离心1 min。

5. 观察结果　取出试管，先观察上层液体有无溶血现象，再将试管轻轻摇动，使沉于管底的红细胞悬起，肉眼观察有无凝集及凝集强度。如轻微凝集或不见凝集，将反应物倒于玻片上，再用低倍镜观察。

6. 凝集判断　判断标准同正定型试管法。

7. 判断血型　见表2-2。

【注意事项】

1. 5% A、B、O型标准红细胞生理盐水悬液质量必须符合要求，严防污染。

2. 试管离心法的灵敏度明显高于玻片法，易检测出较弱的凝集，故反定型法通常用试管法。

3. 正反定型结果一致才可发报告。正反定型结果不一致，应该查找原因。

4. 其他注意事项同正定型法。

【临床意义】

1. 血型鉴定是临床输血的首要步骤,输血前必须检查血型,选择血型相同的供血者,进行交叉配血,完全相合才能输血。

2. 母婴 ABO 血型不合引起的新生儿溶血病,由于局部胎盘破裂造成少量胎儿红细胞进入母亲的血液循环,刺激母体免疫系统产生针对胎儿红细胞的 IgG 抗体,导致胎儿发生溶血病。这主要是依靠血型血清学检查来诊断。

3. 器官移植时,受者与供者的 ABO 血型相符合才能移植,血型不合极易引起急性排异反应,导致移植失败。

4. ABO 血型还可以用于法医学鉴定。

二、 交叉配血

(一) 盐水介质配血法

【目的】 掌握盐水介质法交叉配血的原理、方法及注意事项。

【原理】 天然 IgM 类血型抗体与对应红细胞抗原在室温下的盐水介质中出现凝集反应。观察受血者血清与供血者红细胞(主侧)以及受血者红细胞与供血者血清(次侧)之间有无凝集或溶血现象,判断受血者与供血者之间有无 ABO 血型不合的情况。

【试剂】 生理盐水。

【器材】 小试管、记号笔、吸管、洗耳球、滴管、离心机、显微镜。

【操作】

1. 准备受血者标本

(1) 分离血清,标记为 PS (patient serum)。

（2）配制受血者5%红细胞生理盐水悬液（方法见ABO血型鉴定操作），标记为PC（patient cell）。

2. 准备供血者标本

（1）分离血清，标记为DS（donor serum）。

（2）配制供血者5%红细胞生理盐水悬液，标记为DC（donor cell）。

3. 交叉配血

（1）取小试管2支，分别标明主、次，即主侧配血管和次侧配血管。

（2）在主侧配血管中分别加PS和DC各1滴，在次侧配血管分别加DS和PC各1滴，混匀。

（3）1 000 r/min离心1min。

4. 观察结果　先观察试管上层有无溶血，再倾斜试管轻轻摇动或轻轻弹动，观察管底部反应物有无凝集。先用肉眼观察，而后用显微镜低倍镜观察。

5. 判断结果

（1）结果判断标准：完全凝集，上层液体清亮、无色，底部有红细胞凝块，管底细胞呈花边状，轻弹试管凝块不散开；完全不凝，上层液体清亮、无色，血细胞均匀地沉到管底，边缘整齐，用手指轻弹试管，红细胞上升，随即成为均匀的悬液。凝集强度判断见表2-1。

（2）判断配血是否相合：ABO同型配血，主侧、次侧均无溶血及凝集，血型相合，可以输血；主、次侧任何一管发生溶血或凝集，不可输血，应查找原因。

【注意事项】

1. 各种器材要清洁、干燥，试管洗涤剂污染会造成假阴性。

2. 供血者和受血者标本要新鲜，防止污染。

3. 不能使用溶血的标本，因血清中的游离血红蛋白可以掩盖抗原抗体反应引起的溶血，而且溶血后红细胞释放过多的抗原物质，可以中和血清中抗体而使凝集程度减弱。

4. 红细胞要用生理盐水洗涤干净，防止血浆中的血型物质中和抗体；红细胞与血清比例要适当。

5. 患者在 48 h 内输入 2 000 mL 以上血液时需多个供血者，此时供血者之间也应进行交叉配血试验，以防止供血者之间血型不合及不完全抗体的存在，保证输血安全。

6. 配血出现溶血现象，表明抗原与抗体反应，同时有补体参与，实质是阳性结果，为配血不合。

7. 实验过程、登记结果和填发报告要仔细认真，严格查对，确保标本、血型、姓名无误后，才能发报告。

（二）聚凝胺介质配血法

【目的】 了解聚凝胺介质配血法的原理、方法及注意事项。

【原理】 聚凝胺分子是带有高价阳离子的多聚季铵盐，其表面的正电荷可中和红细胞表面的负电荷，使红细胞间距缩小，出现非特异性凝集；低离子强度溶液能降低红细胞的 Zeta 电位，可进一步增加抗原抗体间的吸引力。当血清中存在 IgM 或 IgG 类血型抗体时，与红细胞发生紧密结合，此时加入枸橼酸盐解聚液可消除聚凝胺的正电荷，使 IgM 或 IgG 类血型抗体与红细胞产生凝集不会散开；如血清中不存在 IgM 或 IgG 类血型抗体，加入解聚液可使非特异性凝集消失。

【试剂】 聚凝胺试剂盒，一般为商品化试剂盒，由三部分组成：

低离子强度溶液（Low Ion Strength Solution，LISS）

聚凝胺液（Polybrene）

解聚液(Resupension Solution)

【器材】 小试管、记号笔、吸管、洗耳球、滴管、离心机、显微镜。

【操作】

1. 准备受血者标本

(1) 分离血清,标记为PS。

(2) 配制受血者5%红细胞生理盐水悬液(方法见ABO血型鉴定操作),标记为PC。

2. 准备供血者标本

(1) 分离血清,标记为DS。

(2) 配制供血者5%红细胞生理盐水悬液,标记为DC。

3. 交叉配血

(1) 取小试管2支,分别标明主、次,即主侧配血管和次侧配血管。

(2) 在主侧配血管中分别加PS和DC各1滴,在次侧配血管分别加DS和PC各1滴,混匀。

(3) 1 000 r/min离心1 min。

4. 加LISS液和聚凝胺液 在上述已加好反应物的试管中各加入LISS液0.6 mL(约12滴),混匀后再加聚凝胺2滴,混匀,15 s后以1 000 r/min离心1 min,弃上清液,观察管底红细胞凝集情况,若各试管中的反应物全部出现凝集,说明试剂有效。

5. 加解聚液 向各管中分别加入解聚液2滴,混匀,1 min后以1 000 r/min离心1 min。

6. 观察结果 先观察试管上层有无溶血,再倾斜试管轻轻摇动或轻轻弹动,观察管底部反应物有无凝集。先用肉眼观察,而后用显微镜观察。

7. 判断结果

（1）结果判断标准：完全凝集，上层液体清亮、无色，底部有红细胞凝块，管底细胞呈花边状，轻弹试管凝块不散开；完全不凝，上层液体清亮、无色，血细胞均匀地沉到管底，边缘整齐，用手指轻弹试管，红细胞上升，随即成为均匀的悬液。凝集强度判断见表2-1。

（2）判断配血是否相合：ABO同型配血，主侧、次侧均无溶血及凝集，血型相合，可以输血；主、次侧任何一管发生溶血或凝集，不可输血，应查找原因。

【注意事项】同盐水介质配血法。

（三）微柱凝胶配血法

【目的】　了解微柱凝胶配血法的原理、方法和注意事项。

【原理】　凝胶具有分子筛效应和亲和效应，在微柱凝胶介质中红细胞抗原与相应抗体结合，经低速离心，凝集的红细胞悬浮在凝胶上层，而未和抗体结合的红细胞则沉于凝胶底部（管底尖部）。实验在透明塑料卡上的凝胶管中进行。根据不同需要采用中性凝胶、特异性凝胶或抗人球蛋白凝胶。试验结果可用肉眼观察，也可用仪器检测。

【试剂】　抗人球蛋白凝胶微柱卡，含有抗人球蛋白（抗 IgG + C3）。

【器材】　微量加样枪、一次性吸头、微柱凝胶卡专用水平离心机、记号笔、蜡笔。

【操作】

1. 取抗人球蛋白凝胶微柱卡，标记1号（主侧），2号（次侧）。

2. 将供血者红细胞（不用洗涤）配成0.8% ~1.2%生理盐水悬液，取50 μL轻轻滴入1号微管中，再加25 μL受血者血清。

3. 将受血者红细胞（不用洗涤）配成0.8% ~1.2%生理盐水悬液，取50 μL轻轻滴入2号微管中，再加25 μL供血者血清。

4. 将1号、2号已加好反应物的凝胶卡放入37℃孵育15 min。

5. 取出凝胶卡立即用水平离心机以1 000 r/min(80～100 g)离心10 min后,观察结果。

6. 观察及判断结果

(1) 对照管细胞沉淀在管底,检测管细胞凝集块在胶上或胶中,此为配血不合,不可输血。

(2) 对照管和检测管的细胞沉淀均在管底,配血符合,可以输血。

【注意事项】

1. 每种微柱凝胶卡分为反应腔和凝胶分离柱两部分。向反应腔内要先加红细胞,后加血清或抗体。

2. 一般使用微柱凝胶卡专用水平离心机。因为水平离心机离心力和凝胶微柱中红细胞离心力是同一方向(同轴线),这样阳性结果的红细胞抗原抗体凝集复合物不偏向凝胶表面一侧和胶中一侧;阴性结果的红细胞不偏向管底一侧而沉淀于凝胶微柱管尖底部。而普通离心机由于其离心力和凝胶微柱中红细胞离心力轴向不一致,可能造成凝集复合物偏向一侧,特别是阴性结果位于管底一侧,而不是管底尖部,易造成弱阳性假象。

3. 应通过试验设定每台离心机离心的最佳时间和速度。

【临床意义】

1. 进一步验证血型,及时纠正血型定型错误,避免因为错定血型导致的输血反应,确保输血安全。

2. 发现亚型和不规则抗体

(1) 在ABO血型系统中含有A_2的血清与A_1红细胞交叉配血时会出现凝集。

(2) 虽然ABO血型相同,但是当Rh或者其他血型不同时,也可能发生严重的溶血性输血反应。这样,即使没有进行 Rh 和其他血型鉴定,交叉配血也能发生受血者与供血者血型不合或存在免疫性抗体。

（王　婷）

第三章 骨髓细胞检查

一、骨髓细胞学检查

【目的】 掌握骨髓细胞学检查步骤,熟悉正常骨髓像、常见血液病骨髓像的特点。

【器材】 基本正常骨髓涂片、常见血液病骨髓涂片、香柏油、显微镜。

【操作步骤】

1. 低倍镜检查

(1) 判断骨髓涂片质量:观察涂片厚薄、骨髓小粒多少、染色情况等,选择良好的骨髓涂片进行检查。

(2) 判断骨髓有核细胞增生程度:一般以涂片中有核细胞与成熟红细胞之比来判断骨髓有核细胞的增生程度,通常分为五级,见表3-1。

表3-1 骨髓有核细胞增生程度分级

增生程度	有核细胞/红细胞	有核细胞数/高倍镜	临床意义
增生极度活跃	1∶1	>100	各种白血病
增生明显活跃	1∶10	50~100	各种白血病、增生性贫血
增生活跃	1∶20	20~50	正常骨髓象、增生性贫血
增生减低	1∶50	5~10	再生障碍性贫血
增生极度减低	1∶200	<5	再生障碍性贫血

(3) 计数巨核细胞数:全片浏览,计数巨核细胞数,并在高倍镜或油镜下进行分类。

(4) 其他:全片观察有无体积较大或成堆分布的异常细胞(尤其要注意观察血膜尾部等边缘部位),如骨髓转移癌细胞、恶性组织细胞、恶性淋巴瘤细胞、戈谢细胞、尼曼-匹克细胞等。

2. 油镜检查

(1) 有核细胞分类计数:选择涂片厚薄均匀、染色良好的部位(一般在涂片体尾部交界处)按一定顺序计数200~500个有核细胞。按细胞系统、细胞发育阶段分别计数,并计算出各自的百分率。

(2) 观察各系统增生程度和各阶段细胞数量、质量的变化:观察红细胞、粒细胞、淋巴细胞、浆细胞、单核细胞、巨核细胞系统及其他细胞的各阶段比例、形态有无异常。

3. 结果计算

(1) 计算各系统细胞总的百分比及各阶段细胞百分比:一般情况下,百分比是指有核细胞的百分比(All Nucleate Cell, ANC)。在某些白血病中,还要计算出非红系细胞百分比(Non Erythroid Cell, NEC),NEC是指去除有核红细胞、淋巴细胞、浆细胞、组织嗜碱细胞、巨噬细胞外的有核细胞百分比。

(2) 计算粒红比值:将各阶段的粒系细胞百分比之和与各阶段有核红细胞百分比之和相除,结果为粒红比值。

(3) 计算各阶段巨核细胞百分比或各阶段巨核细胞的个数:

4. 填写骨髓细胞学检查报告单

(1) 填写患者姓名、性别、年龄、科室、病区、床号、住院号、骨髓涂片号、骨髓穿刺部位、骨髓穿刺时间、临床诊断意见等。

(2) 填写骨髓涂片取材和染色情况。

(3) 填写骨髓报告单中各阶段细胞百分比、骨髓有核细胞增生程度、粒红比值等。

(4) 文字描述包括骨髓涂片、血涂片及细胞化学染色三个部分，其中骨髓涂片是报告单中的重要组成部分。要求简单扼要、条理清楚、重点突出。

(5) 填写诊断意见及建议，根据骨髓像、血像和细胞化学染色所见，结合临床资料提出临床诊断意见或临床参考意见，必要时提出进一步检查项目及建议。

(6) 填写报告日期并签名。

【血细胞发育一般规律】 血细胞在各阶段发育过程中，其形态学变化有一定的规律性，从原始到成熟可见以下变化：

1. 细胞体积 一般情况下，原始细胞体积相对较大，随着细胞的逐步成熟，细胞体积逐渐变小。但巨核细胞系发育例外，细胞由小变大；粒细胞系中，早幼粒细胞体积比原粒细胞略大。

2. 细胞质 从原始细胞到成熟细胞，细胞质的量由少逐渐增多，但淋巴细胞系例外；胞质嗜碱性(深蓝色)逐渐变弱直至嗜酸性(粉红色)，但单核细胞和淋巴细胞仍保持嗜碱性；胞浆颗粒从无到有，由少到多，再到少，粒细胞系的特异性颗粒可分为嗜酸性、嗜碱性、中性三种颗粒，红细胞系无颗粒。

3. 核形及大小 从原始细胞到成熟细胞，细胞核一般由大变小，巨核细胞系则由小变大；核质比例一般逐渐减小；细胞核的形态由圆形或卵圆形逐渐变为有凹陷甚至分叶，但有些细胞系胞核的形态变化不明显，成熟红细胞核消失。

4. 核染色质及核仁 核染色质及核仁是衡量血细胞是否处于原始和幼稚阶段的重要客观指标之一。从原始细胞到成熟细胞，核染色质结构由细致到粗糙，排列由疏松变为紧密，并进一步浓缩成块，甚至脱核(红细胞系)；核膜一般由不明显到明显；核仁由明显到模糊，最后消失。

【骨髓细胞形态学特点】

1. 粒细胞系统

（1）原始粒细胞：胞体直径 10～20 μm，呈圆形或椭圆形；胞质量少，呈水彩样透明的天蓝或深蓝色，通常无完整的核周淡染区，或可在近核的某处染色较淡，无颗粒；胞核约占胞体的 4/5 左右，圆形或椭圆形，居中或稍偏于一侧，染色质为细致的沙粒状，分布均匀平坦，如一片薄沙，核膜不清楚；核仁 2～5 个，较小，清晰可辨，呈淡蓝色。

（2）早幼粒细胞：胞体直径 12～25 μm，较原粒细胞略大，呈圆形或椭圆形；胞质量较多，染淡蓝或深蓝色，含有数量不等、大小不一（常粗大）、形态及分布不一致的紫红色非特异性嗜天青颗粒（A 颗粒），可覆盖在核上；胞核圆或椭圆形，或在一侧微凹陷，占细胞 2/3 以上，常偏于一侧，染色质开始聚集，较粗糙，呈颗粒状，排列较紧密；核仁模糊或消失。

（3）中幼粒细胞：根据胞质出现特异性颗粒不同，分为三种细胞。

① 中性中幼粒细胞：胞体直径 10～20 μm，圆形；胞质量多，染淡红或浅蓝色，内含中等量细小、大小较一致、分布均匀呈粉红色的中性特异性颗粒，早期细胞还可见嗜天青颗粒；胞核占细胞的 1/2～2/3，常偏一侧，呈圆形、椭圆形或一侧开始扁平，可出现凹陷，染色质聚集、粗糙呈索块状；核仁消失。

② 嗜酸性中幼粒细胞：胞体直径 15～20 μm，较中性中幼粒细胞略大，圆形；胞质内出现特异的嗜酸性颗粒，粗大均匀，排列紧密，呈橘红色，折光性强，形如小珠，常布满胞浆，未成熟的嗜酸性颗粒可呈紫蓝色，夹杂于上述颗粒之中；胞核与中性中幼粒细胞相似。

③ 嗜碱性中幼粒细胞：胞体直径 10～15 μm，较中性中幼粒细胞

略小，圆形；胞质及核上含有数量不多、分布不均、大小不等（多很粗大）、排列散乱的紫黑色特异的嗜碱性颗粒，此种颗粒易溶于水，因染色而消失后易形成带茶褐色的空穴；胞核椭圆形，轮廓不清，染色质较模糊。

（4）晚幼粒细胞

① 中性晚幼粒细胞：胞体直径 10～16 μm，圆形；胞质量多，染浅红色，充满大量中性颗粒，细小均匀；胞核占细胞 1/2 或以下，常偏一侧，核明显凹陷呈肾形、马蹄形、半月形等，但凹陷的深度不超过假设圆形核直径的一半，染色质粗糙，排列更紧密呈粗条块状。

② 嗜酸性晚幼粒细胞：胞体直径 10～16 μm，圆形；胞质充满橘红色嗜酸性颗粒；胞核居中或偏一侧，呈肾形或半月形。

③ 嗜碱性晚幼粒细胞：胞体直径 10～14 μm，圆形；胞质及核上分布有嗜碱性颗粒；胞核呈肾形，轮廓不清。

（5）杆状核粒细胞

① 中性杆状核粒细胞：胞体直径 10～15 μm，圆形；胞质充满中性颗粒；胞核凹陷的深度超过假设圆形核直径的一半，核径最窄处大于最宽处 1/3 以上，胞核呈多种形态，如 C 形、S 形、W 形或不规则形，染色质粗糙呈块状，深紫红色，染色不均匀，其间可见空白区。

② 嗜酸性杆状核粒细胞：胞体直径 11～16 μm，圆形；胞质充满粗大橘红色嗜酸性颗粒；胞核多呈杆状。

③ 嗜碱性杆状核粒细胞：胞体直径 10～12 μm；胞质及核上含有大小不一、数量不等的嗜碱性颗粒；胞核呈模糊杆状。

（6）分叶核粒细胞

① 中性分叶核粒细胞：胞体直径 10～14 μm，圆形；胞质丰富，染淡红色，布满中性颗粒，衰老细胞的中性颗粒减少；胞核分叶，叶与叶

之间有细丝相连或完全断开，常分 2 ~ 5 叶，染色质浓集，呈较多小块状，染深紫红色。

② 嗜酸性分叶核粒细胞：胞体直径 11 ~ 16 μm；胞质充满粗大橘红色嗜酸性颗粒；胞核多分为两叶。

③ 嗜碱性分叶核粒细胞：胞体直径 10 ~ 12 μm；胞质及核上含有大小不一、分布不均的嗜碱性紫黑色颗粒；胞核形态不规则，着色浅，可分叶或呈堆积状，模糊不清。

2. 红细胞系统

（1）原始红细胞：胞体直径 15 ~ 25 μm，圆形或椭圆形；胞质量少，深蓝色，不透明，有油画蓝感，染色较不均匀，近核周处淡染，甚至无色，即有核周淡染区，胞质边缘常有不规则瘤状或伪足状突出，染色深，不含颗粒，有时因核糖核酸聚集而使胞浆呈假颗粒状或泡沫样；胞核呈圆形，居中或稍偏一侧，约占胞体的 4/5 左右，染色质呈紫红色粗颗粒状，染色深，核膜清楚；核仁 1 ~ 2 个，大小不一，边界不清楚，染浅蓝或暗蓝色。

（2）早幼红细胞：胞体直径 10 ~ 18 μm，圆形或椭圆形；胞质量增多，染不透明蓝或深蓝色，可见瘤状突起及核周淡染区；胞核圆形或椭圆形，占胞体 2/3 以上，居中或稍偏位，染色质较原红细胞粗糙，逐渐浓集，呈粗颗粒甚至小块状；核仁模糊或消失。

（3）中幼红细胞：胞体直径 8 ~ 15 μm，圆形；胞质量相对较多，嗜碱性物质逐渐减少，浆内血红蛋白形成逐渐增多，蓝色胞浆中出现红色，即可呈现不同程度的嗜多色性；胞核圆形或椭圆形，约占胞体的 1/2，染色质粗密成块，排列如车辐，中间有明显空隙，如打碎的墨砚；核仁已完全消失。

（4）晚幼红细胞：胞体直径 7 ~ 10 μm，圆形；胞质量多，含大量血红蛋白，染浅灰或浅红色；胞核圆形，居中，占细胞的1/2以下，染色质致密坚实，结构不能分辨，呈紫黑色一团，可见胞核破碎状或脱出胞质外的现象。

（5）红细胞：胞体直径7～8 μm，厚约2 μm，呈双凹圆盘形，中央较薄染色浅，边缘较厚染色深，红细胞呈粉红色，无核。

3. 巨核细胞系统

（1）原始巨核细胞：胞体直径15～30 μm，较其他原始细胞大，呈圆形或不规则形；胞质量较少，边缘不规则，可有伪足状突起，染深蓝色，染色常不均匀，不透明，在近核凹陷处常有一淡染区，无颗粒；胞核大约占细胞的3/4，呈圆形、卵圆形、肾形或不规则形，染色质较其他原始细胞粗，排列紧密呈浓密网状，染深紫红色，核膜较厚；核仁2～3个，染淡蓝色，不清晰。

（2）幼稚巨核细胞：胞体直径30～50 μm，圆形或不规则形；胞质量增多，可有伪足，染蓝色或粉蓝色，近核处有明显的淡染区，出现或多或少的嗜天青颗粒；胞核占细胞的1/2～3/4，形状不规则，有重叠、扭曲、肾形或呈分叶状，染色质呈粗颗粒状或局部浓集成小块状，排列紧密；核仁模糊或消失。

（3）颗粒型巨核细胞：胞体直径40～70 μm，有时可达100 μm，形态不规则；胞质量明显增多，呈均匀的淡蓝色或淡红色，布满细小的紫红色颗粒，排列紧密，如云雾状，无血小板的形成；胞核较大，不规则，多呈分叶状，互相推挤层叠，染色质更粗密，排列成条索或团块状；无核仁。

（4）产血小板型巨核细胞：与颗粒型巨核细胞相似，胞质呈粉红色，胞膜极不完整，常呈撕破、毛边状，浆内侧及外侧常有三五成堆的血小板形成，有的部分脱落。

（5）裸核型巨核细胞：产生血小板型巨核细胞胞质全部脱落后，释放出大量血小板，仅剩一胞核称之为裸核。

（6）血小板：直径 2 ~ 4 μm，呈圆形、椭圆形、逗点状或不规则形；染淡蓝色或淡红色，中心部位有细小紫红色颗粒，无细胞核。涂片上血小板常三五成堆成群出现。

4. 淋巴细胞系统

（1）原始淋巴细胞：胞体直径 10 ~ 18 μm，圆形或椭圆形，边缘整齐；胞质量极少，呈淡蓝色或天蓝色，透明，无颗粒，常有狭窄的核周淡染区；胞核呈圆形或椭圆形，居中或稍偏一侧，染色质细致，呈颗粒状，排列匀称，但比原粒细胞稍粗且色深，核膜浓厚，界限清晰；核仁 1 ~ 2 个，小而明显，染淡蓝色，好像凹陷的小洞。

（2）幼稚淋巴细胞：胞体直径 10 ~ 16 μm，圆形或椭圆形；胞质量稍增多，淡蓝色，透明，偶有少量较粗大分散排列的嗜天青颗粒，染深紫红色；胞核呈圆或椭圆形，偶有凹陷，染色质较原淋巴细胞粗糙、紧密，可见浓集处；核仁模糊不清或消失。

（3）淋巴细胞

① 大淋巴细胞：胞体直径 12 ~ 15 μm，圆形；胞质量多，呈清澈的淡蓝色，常有大小不等的嗜天青颗粒；胞核椭圆形，稍偏一侧，核染色质排列紧密而均匀，呈块状，染深紫红色。

② 小淋巴细胞：胞体直径 6 ~ 9 μm，圆形；胞质量很少，似裸核，胞质如可见，呈淡蓝色，一般无颗粒；胞核呈圆形或有小切迹，染色质聚集成大块状，结构紧密，结块边缘不清楚，染紫红色。

5. 单核细胞系统

（1）原始单核细胞：胞体直径 14 ~ 25 μm，圆形或椭圆形；胞质较原粒细胞丰富，灰蓝或浅蓝色，不透明，无颗粒，边缘不规则，常有伪足状突起；胞核居中或偏位，圆形、椭圆形或不规则形，有时有折叠或扭曲现象，染色质纤细，疏松交织呈细丝网状，染淡紫红色，较其他原始细胞色淡，核膜不明显；核仁 1 ~ 3 个，常大而清晰。

（2）幼稚单核细胞：胞体直径 15 ~ 25 μm，圆形或不规则形；胞质量增多，灰蓝色，不透明，常见伪足，可出现细小而均匀分布的嗜天青颗粒；胞核常偏位，形状不规则，呈扭曲折叠状，有凹陷或切迹，染色质较原单核细胞粗糙，但仍相当疏松，呈丝网状；核仁可有可无。

（3）单核细胞：胞体直径 12 ~ 20 μm，圆形或不规则形；胞质量多，淡蓝色或灰蓝色，半透明如毛玻璃一样，边缘不规则，常呈伪足样突起，浆中含无数散在的粉尘样紫红色嗜天青颗粒，有时可见空泡；胞核呈不规则形，有马蹄形、肾形、S 形或分叶形，还有明显的扭曲、折叠，染色质疏松，呈粗网状或条索状，淡紫红色；核仁消失。

（4）巨噬细胞：单核细胞进入组织内变为巨噬细胞。胞体大小不一，直径 20 ~ 80 μm，外形不规则；胞质丰富，偏碱，呈灰蓝色，内含嗜天青颗粒，多见空泡，含有大量吞噬物；胞核呈不规则形，染色质呈粗糙海绵状，不均匀；可有 1 ~ 2 个明显的核仁。

6. 浆细胞系统

（1）原始浆细胞：胞体直径 15 ~ 25 μm，圆形或椭圆形；胞质量多，深蓝，不透明，近核处较淡，无颗粒，偶见空泡；胞核呈圆或卵圆形，占细胞 2/3 左右，居中或偏于一侧，染色质紫红色，均匀分散，呈粗颗粒网状；核仁 2 ~ 5 个，染淡蓝色。

（2）幼稚浆细胞：胞体直径 12 ~ 16 μm，多呈椭圆形；胞质量增多，深蓝色，不透明，近核处常有半月形浅染区，有时可有空泡及少数嗜天青颗粒；胞核呈圆形或椭圆形，约占细胞的 1/2，常偏于一侧，核轴与细胞长轴垂直，染色质较粗密，在某些区域浓集，染深紫红色；核仁模糊或消失。

（3）浆细胞：胞体直径 8 ~ 15 μm，椭圆形或不规则形；胞质丰富，呈深蓝或紫蓝色，不透明，有泡沫感，核周有明显淡染区，浆中常有小空泡，一般无颗粒，胞质边缘多不规则，可有刺状突出，胞质常呈飘扬的旗帜样；胞核较小，占细胞 1/3 左右，圆或椭圆形，偏位，染色质粗密，凝成大块，常呈车辐状排列；无核仁。

7. 其他细胞

（1）组织嗜碱细胞：胞体直径 12 ~ 20 μm，呈圆形、梭形或多角形；胞质丰富，内充满圆形、大小均匀的深紫蓝色或茶褐色的嗜碱性颗粒，排列紧密，常部分甚至完全掩盖胞核，胞质边缘不规则，可呈尾形或有放射状的突起；胞核小，呈圆形或椭圆形，居中或偏一侧，染色较淡，染色质粗糙模糊，结构不清楚；无核仁。这种细胞又称肥大细胞（Mast Cell）。

（2）内皮细胞：胞体直径 25 ~ 30 μm，大小不等，呈圆形、梭形或不规则形；胞质量多少不一，淡蓝色或灰蓝色，多位于核的两侧，如棉絮状，含有少数嗜天青颗粒；胞核呈圆形或椭圆形，居中或偏一侧，染色质呈粗颗粒网状；多无核仁。

（3）成纤维细胞：胞体较大，不规则，多为长尾形或条索形；胞质丰富，常在细胞两端，淡蓝色，边界模糊，内含纤维网状物及浅红色细小颗粒；胞核呈圆形或椭圆形，有 1 至数个，染色质呈细致或粗颗粒网状；有核仁 1 ~ 2 个。

（4）成骨细胞：胞体较大，直径 20 ~ 40 μm，呈长椭圆形或不规则形；胞质丰富，染深蓝或灰蓝色，可有少量嗜天青颗粒，在胞质中央，可见一淡染区，胞质边缘模糊呈云雾状；胞核椭圆或圆形，常偏于一侧，染色质呈粗网状排列，染色深；有核仁 1 ~ 3 个，蓝色而清晰。

（5）破骨细胞：胞体巨大，直径 60～100 μm，形态不规则，边缘不整齐；胞质丰富，染淡蓝色或淡红色，透明，含有大小不均且排列稀疏的紫红色颗粒；胞核小且较多，3～100 个，彼此独立，无核丝相连，随意排列，圆形或椭圆形，大小较一致，核膜清晰，染色质呈粗网状；几乎每个核都有 1～2 个明显的蓝色核仁。

（6）脂肪细胞：胞体直径 30～50 μm，圆或椭圆形，胞膜极易破裂；胞质淡紫红色，充满大量脂肪小球，大小不等，呈空泡样，有时形成一个大的脂肪空泡，可占细胞的绝大部分，空泡中有丝网状物；胞核较小，呈椭圆形或形状不规则，常被挤在一边而成扁平形，染色质致密，呈粗网状；无核仁。此种细胞制片时易于破裂，成为其他细胞间的一个圆形无色区域。

（7）组织细胞：是一组形态多样的骨髓固定细胞，很不容易被抽出，即使抽出，细胞也常遭破坏。这类细胞的主要形态特征是：胞体较大，但大小不一，边缘不规则，呈撕纸状；胞质较丰富，呈淡蓝色或淡红色，有少量嗜天青颗粒；胞核圆形或椭圆形，染色质呈粗网状；常有 1～2 个清晰的蓝色核仁。

（8）退化细胞或涂抹细胞

① 退化的淋巴细胞：细胞散开，胞体大；胞质散乱，蓝色淡薄，有的无胞质，仅剩下散乱的核；染色质结构模糊不清，染成淡紫红色，纤细而薄；有时可见假核仁。由于这类细胞脆性大，推片时易被拉成扫帚状，或形如竹篮，故又称“篮细胞”。淋巴细胞白血病时，这样的细胞较多。

② Ferrata 细胞：多为被推散的晚期早幼粒细胞或早期中幼粒细胞。胞体大，扁平，周边不整齐；胞质淡蓝色，其间有少量嗜天青颗粒，有推散感；胞核呈卵圆形偏于一侧，染色质呈粗网状；可见核仁 1～2

个，蓝色，大而清晰。

③ 破坏的嗜酸性粒细胞：周边不整，呈长椭圆形；胞质量多，其内充满嗜酸性颗粒，向散射端分布；核圆形偏一侧；可见核仁。

【正常骨髓像】

1. 骨髓有核细胞增生活跃。

2. 粒红比值为 2∶1 ~4∶1。

3. 粒细胞系统占有核细胞的 40% ~60%。其中原始粒细胞小于 2%，早幼粒细胞小于 5%，成熟粒细胞中杆状核多于分叶核粒细胞。嗜酸性粒细胞小于 5%，嗜碱粒细胞小于 1%。各阶段细胞形态无异常。

4. 红细胞系统中，有核红细胞约占有核细胞的 20%。其中，原始红细胞小于 2%，早幼红细胞小于 5%，中、晚幼红细胞各约为 10%，各阶段细胞形态无明显异常。成熟红细胞大小，形态及染色大致正常。

5. 巨核细胞系统，在 1.5 cm×3 cm 的涂片上，可见巨核细胞 7 ~35 个，多为颗粒型巨核细胞和产血小板型巨核细胞，血小板簇易见。

6. 淋巴细胞系统约占有核细胞的 20%，小儿可达 40%，原淋巴细胞和幼稚淋巴细胞极罕见，主要为成熟淋巴细胞，细胞形态无异常。

7. 单核细胞系统小于 4%，浆细胞系统小于 2%，均系成熟阶段的细胞，形态无异常。可见到极少量组织细胞、内皮细胞、组织嗜碱细胞等非造血细胞成分。

8. 无其他异常细胞及寄生虫。

【常见血液病骨髓像特征】

1. 缺铁性贫血

(1) 骨髓有核细胞增生明显活跃。

(2) 粒红比值降低。

（3）红细胞系统明显增生，以中、晚幼红细胞增多为主。细胞体积减小，核浆发育不平衡，血红蛋白合成减少。成熟红细胞大小不等，多数较小，中心淡染区扩大。

（4）粒细胞系统数量相对减少，一般无异常。

（5）巨核细胞正常或增加。

（6）细胞外铁消失，内铁明显减少，甚至消失。

2. 巨幼细胞贫血

（1）骨髓有核细胞增生明显活跃。

（2）粒红比值降低。

（3）红细胞系统明显增生，各阶段幼红细胞均增生，原始、早幼阶段细胞可达10%～20%，幼稚红细胞常大于30%～50%，并有明显巨幼样改变，易见双核、核碎裂和染色质小体。核浆发育不平衡，核发育迟于浆的发育。成熟红细胞大小不等，以大为主，中心淡染区缩小或消失。

（4）粒细胞系统相对减少，可见晚幼粒细胞和杆状核粒细胞形态巨大，分叶核粒细胞有分叶过多现象。

（5）巨核细胞大致正常或增加，胞体增大，核分叶过多。

（6）细胞内、外铁增加。

3. 溶血性贫血

（1）骨髓有核细胞增生明显活跃。

（2）粒红比值显著降低。

（3）红细胞系统显著增生，各个阶段红细胞均增多，以中幼红细胞增多明显。可见成熟红细胞形态改变，如Howell-jolly小体、点彩红细胞、球形红细胞、靶形红细胞及红细胞碎片等。

（4）粒细胞系统及巨核细胞大致正常。

4. 再生障碍性贫血

（1）骨髓有核细胞增生减低或极度减低。

（2）粒细胞系统减少，红细胞系统也明显减少，巨核细胞较少或缺如，淋巴细胞相对增多。

（3）非造血细胞增加。

（4）细胞内、外铁正常或增加。

5. 急性白血病

（1）骨髓有核细胞增生明显活跃或极度活跃。

（2）粒红比值明显增加。

（3）白血病类型不同，相应的白细胞系统明显增生，以原始细胞及幼稚细胞为主（原始+早幼或幼稚细胞≥30%）。如急性粒细胞白血病以原粒及早幼粒细胞为主；急性淋巴细胞白血病以原淋巴及幼淋巴细胞为主；急性单核细胞白血病以原单核及幼单核细胞为主。

（4）红细胞系及巨核细胞系统受抑，细胞显著减少。

6. 慢性粒细胞白血病

（1）骨髓有核细胞增生明显活跃或极度活跃。

（2）粒红比值明显增加。

（3）粒细胞系统细胞明显增多，各阶段粒细胞均增加，以晚幼粒细胞和杆状核粒细胞为主，嗜酸及嗜碱粒细胞增多。

（4）巨核细胞可增多，血小板可明显增多或减少。

7. 骨髓增生异常综合征

（1）骨髓有核细胞增生活跃或明显活跃，少数减低。

（2）红细胞系统多为明显增生，少数增生减低，原始红细胞和早幼红细胞增多，各阶段幼稚红细胞大小不等，有类巨幼样变，可见核碎裂、核畸形等。

（3）粒细胞系统增生活跃或减低，原始粒细胞和早幼粒细胞有不同程度增生，伴成熟障碍，有的早幼粒细胞核仁明显、颗粒粗大，有的类似单核细胞，核凹陷或折叠。

（4）巨核细胞一般正常或增多，可见成簇分布现象。异常巨核细胞主要为小巨核细胞，以及大单个核巨核细胞，可见多个分散核的巨核细胞，颗粒减少的巨核细胞等。

（5）细胞内、外铁增多，有时出现环形铁粒幼细胞 >15%。

【注意事项】

1. 涂片染色、观察部位不同时，细胞形态有差异，应全面观察细胞形态，同时注意与周围细胞进行比较。

2. 观察细胞时不能抓住某一两个特点就轻易地作出肯定或否定的判断，可据其大小形态、核与胞质比例、核形态、染色质结构、核仁有无、浆内颗粒等特征，进行综合分析。

3. 任何系统的细胞从原始逐渐演变为成熟是一个连续不断的过程，因此，必然会出现过渡阶段的细胞，即既具备早一阶段的某些特点，又具备下一阶段的另一些特点。这类细胞在分类时，一般习惯划到下一阶段内。

4. 各系统的原始细胞形态十分相似，不易鉴别时，可寻找与原始细胞相似的较为成熟的早期幼稚细胞（细胞越成熟，特点越多），间接判断其种类。

5. 遇到难以鉴别的细胞，划入分类不明确栏内，并描述其特点。

二、粒-单核细胞系祖细胞培养

【原理】 受检者血液或骨髓经过分离获得的单个核细胞在适当的粒-单核细胞细胞集落刺激因子（GM-CSF）作用下，在体外半固体琼脂上形成由不同成熟阶段的粒细胞和单核细胞组成的细胞集落。每个集落可视为由一个粒-单核细胞系祖细胞(粒-单核细胞细胞集落形成单位,CFU-GM)增殖、分化而来。集落数的多少可以反映造血细胞中粒-单核细胞系祖细胞的水平。

【试剂】 培养液 IMDM、3 g/L 琼脂、小牛血清(灭活补体)、GM-CSF、35 mm 直径培养皿。

【器材】 超净工作台、干燥箱、CO_2 恒温培养箱、冰箱、倒置显微镜、离心机及天平等。

【操作】 (以人骨髓为例)

1. 取 0.2% 肝素抗凝骨髓 2 mL,用 IMDM 培养液 1:1 稀释,沿管壁加入含 3 mL Ficoll 的离心管中,以 1 500 r/min 离心 20 min。吸取单个核细胞层,用 IMDM 培养液洗涤 2 遍,最后计数单个核细胞,配制成 2×10^6/mL 单个核细胞悬液备用。

2. 煮沸琼脂使其完全溶解,保温于 40℃左右水浴中备用。

3. 按表 3-2 顺序分别加入各种组分,充分混匀。

表 3-2 粒-单核细胞系祖细胞培养体系

组 分	体积(%)	体积(mL)
小牛血清	20	0.66
培养液(IMDM)	50	1.65
GM-CSF(终浓度 50μg/L)	10	0.33
细胞悬液(2×10^6/mL)	10	0.33

4. 上述培养体系置 37℃水浴保温 10~20 min。

5. 加入保温的 3% 琼脂 0.33 mL,立即充分混匀,每皿接种 1 mL,并均匀铺平,重复 3 皿。

6. 冷却凝固后，置于 37 ℃、5% CO_2、饱和湿度的培养箱中培养 7～10 d。

7. 培养 7 d 后，将培养皿置于倒置显微镜下观察。琼脂半固体上大于 40 个细胞以上的细胞团称为集落（Colony），小于 40 个的细胞团称为簇，一般 3～15 个细胞团称为小簇、16～40 个细胞团为大簇。各实验室 CFU-GM 产率随条件不同而异。

【注意事项】

1. 严格无菌操作，避免污染。

2. 培养用的所有器皿必须符合培养要求。

3. 培养体系中加入琼脂的温度要适中，过高会损伤细胞，过低会快速凝固而使细胞不易分散。

4. GM-CSF 应避免反复冻融而使其活性降低。

5. 计数集落时必须依次进行，培养皿四周的集落分布相对较多，计数时应注意。

【临床意义】

1. CFU-GM 减少　常见于再生障碍性贫血、阵发性睡眠性血红蛋白尿、急性白血病、慢粒急变、骨髓纤维化及骨髓增生异常综合征等。

2. CFU-GM 增加　见于慢性粒细胞白血病及缺铁性贫血部分患者。

3. CFU-GM 生长特性与白血病的关系　CFU-GM 在急性粒细胞白血病中有四种生长类型：不生长型、小细胞簇型、大细胞簇型及集落型，小细胞簇型缓解率较高，而大细胞簇型和不生长型的缓解率较低。

（胡嘉波）

第四章　血栓与止血检查

一、出血时间测定

【目的】　了解出血时间测定(出血时间测定器)方法,熟悉出血时间测定参考值及临床意义。

【原理】　在一定条件下,用标准化的出血时间测定器刺破皮肤毛细血管后,造成一个标准伤口,记录血液自然流出到自然停止所需要的时间,即出血时间(Bleeding Time,BT)。BT 主要反映皮肤毛细血管与血小板(Blood Platelet, PLT)之间的相互作用,当血小板的数量和质量、毛细血管的功能等异常时,BT 会发生变化,是一期止血常见的筛选实验。

【器材】　出血时间测定器、秒表、血压计、酒精棉球、碘酊、纱布。

【操作】

1. 将受检测对象的手臂掌心向上置于固定台面上,台面高度最好接近心脏水平。选择肘前凹窝下 2 ~ 3 cm,前臂外侧 1/3 处作为测试部位。将血压计袖带缚于上臂,加压并维持成人在 5.3 kPa(40 mmHg),儿童在 2.6 kPa(20 mmHg)。

2. 在肘前凹窝下约 2 ~ 3 cm 处用碘酊在直径 5 cm 范围内消毒,碘酊干后,再用酒精棉球拭去碘酊,待干。

3. 轻轻绷紧消毒处,将出血时间测定器贴于皮肤表面并按动按钮,使刀片由出血时间测定器内弹出并刺入皮肤,待自然出血后开动秒表计时。

4. 每隔 30 s 用干净滤纸吸干流出的血液(滤纸不要接触皮肤)直

至出血自然停止，秒表停止计时，读取 BT。

【注意事项】

1. 试验前一周停服阿司匹林、噻氯吡啶等抗血小板药物。

2. 采血部位应保暖，穿刺部位皮肤应正常，无体毛、外伤、浅表血管、皮肤感染等，血液应自动流出。

3. 滤纸吸干滴出血液时，应避免与伤口接触。

4. 当 BT > 20 min 时应立即停止测定，并用消毒棉球压迫止血。

5. 操作人员要确定测定对象的血小板计数结果是否低于本实验室的参考范围。当血小板计数 $<100\times10^9/L$ 时，BT 在临床的应用价值缺乏足够的实验证据。

6. 影响 BT 测定的因素：① 切口方向：平行切口（切口与肘窝皮肤皱褶平行）的 BT 较垂直切口（切口与肘窝皮肤皱褶垂直）的 BT 长一些；垂直切口产生的疤痕较不明显，两种切口测得 BT 结果的重复性相近。② 切口深度：不同个体的皮肤柔韧度不同，操作者使用的压力不同会使刀片切入皮肤的深度发生变化。③ 环境温度：环境温度对 BT 测定结果有影响，要求环境温度在 22 ~ 25°C 之间。④ 静脉血压：为了保证试验结果的重复性，要求对成人进行 BT 试验时，将静脉血压维持在 40 mmHg，新生儿和儿科患者维持在 20 mmHg。⑤ 年龄和性别：随着年龄的增长，BT 缩短，不同性别人群 BT 测定结果的差异不大。⑥ 药物：很多药物通过影响血小板功能使 BT 延长，如阿司匹林、非类固醇抗炎药物等。

【参考值】 一般为 4.8 ~ 9.0 min，临床实验室也可建立自己的参考值。

【临床意义】

1. BT 延长　表示一期止血缺陷。

（1）血管壁结构和功能异常，如遗传性出血性毛细血管扩张症。

（2）血小板数量及功能异常，如血小板减少性紫癜，血小板无力症，巨大血小板综合征等。

（3）严重的凝血因子缺乏，一般凝血因子缺乏 BT 不延长。

2. BT 缩短　见于某些严重的血栓前状态和血栓形成。

二、活化部分凝血活酶时间测定

【目的】 熟悉活化部分凝血活酶时间测定原理、方法，掌握活化部分凝血活酶时间测定参考值和临床意义。

【原理】 白陶土（或鞣花酸）可激活Ⅺ或Ⅻ因子，部分凝血活酶即脑磷脂可代替血小板磷脂，提供凝血催化表面。再将 Ca^{2+} 加入测定血浆后，在 37°C 条件下，测定血浆凝固所需的时间即为活化部分凝血活酶时间（Activated Partial Thromboplastin Time，APTT）。

【试剂】

1. 109 mmol/L 枸橼酸钠溶液。

2. APTT 试剂（含白陶土或鞣花酸及脑磷脂）：一般为商品试剂。液体试剂混匀后直接使用，冻干试剂需按说明书加蒸馏水溶解后使用。

3. 25 mmol/L $CaCl_2$ 溶液：取无水 $CaCl_2$ 2.774 7g 溶于 1 000 mL 蒸馏水。

4. 健康人混合冻干血浆：一般为商品试剂，用 25 名以上健康人血液经 109 mmol/L 枸橼酸钠抗凝（血液与抗凝剂比例为 9∶1），以 3 000 r/min 离心 10 min，分离血浆（贫血小板血浆）后分装 1 mL 一瓶，经低温冷冻干燥后保存于冰箱中。

【器材】

1. 水浴箱、注射器、硅化玻璃管或塑料试管、离心机、秒表、碘酊、棉球等。

2. 血凝仪法,全自动或半自动血凝仪。

【操作】

1. 试管法

(1) 静脉采血 1.8 mL,加入含有 0.2 mL 的 109 mmol/L 枸橼酸钠的塑料试管或硅化玻璃试管中混匀。3 000 r/min 离心10 min,分离血浆于试管中备用。

(2) 临用时加 1 mL 蒸馏水溶解健康人混合血浆,室温静置15 min 以上,混匀后使用。

(3) 将健康人混合血浆和 APTT 试剂各加 0.1 mL 于塑料试管中混匀,37℃预温 3 min。

(4) 于上述试管中加入预温的 25 mmol/L $CaCl_2$ 0.1 mL 混匀,并立即开动秒表计时,置水浴中不断振摇。20 s 后,不时从水浴箱中取出试管,缓慢倾斜于明亮处观察混合液体流动状态,当液体停止流动时立即终止计时,记录其秒数。一般应重复测定 2~3 次,取平均值。

(5) 取待测血浆重复上述(3)~(4)步骤,测定待检血浆的 APTT 秒数,一般也应重复测定 2~3 次,取平均值。

2. 血凝仪法

(1) 采血,分离血浆及溶解试剂同试管法。

(2) 按仪器操作方法,取健康人混合血浆 0.1 mL 于仪器相应的测量杯中并加入 APTT 试剂 0.1 mL 混匀,37℃孵育 3 min。

(3) 在仪器测量杯中加入 25 mmol/L $CaCl_2$ 0.1 mL,仪器自动测定混合物凝固的终点并显示健康人混合血浆的 APTT 秒数。

(4) 取待测血浆重复(2) ~ (3)的操作步骤,测定待测血浆的 APTT 秒数。

【注意事项】

1. 应使用对凝血因子无激活作用的塑料制品或硅化的玻璃器械收集标本,如硅化试管、硅化注射器等。所用试管必须洁净、干燥、无划痕。

2. 试剂质量对 APTT 测定结果影响很大,一般选用对因子Ⅷ,Ⅸ,Ⅺ在血浆浓度为 200 ~ 250 U/L 时灵敏的试剂。激活剂因规格不一,其致活能力不同,因此参考值有差异。

3. 取血要顺利,时间过长会引起局部的纤溶活化。标本要避免溶血或组织液污染。血液应与抗凝剂充分混匀,避免产生微小凝块。

4. 抗凝血离心要充分,速度应达到 3 000 r/min,时间为 10 min,以保证尽可能去除血小板。离心后的贫血小板血浆其血小板计数应小于 20×10^9/L。

5. 样品采集完成后,应在 2 h 内完成测定。在 4℃ 冰箱内保存不超过 4 h。

【参考值】

男性:(37 ±3.3) s;

女性:(37.5 ±2.8) s。

临床实验室应建立自己的参考值,超过正常对照 10 s 以上有临床意义。

【临床意义】 是内源性凝血系统较灵敏和常用的筛选试验。

1. APTT 延长

(1) 内源性凝血系统有关因子Ⅷ,Ⅸ,Ⅺ等水平降低或缺乏,如血友病 A,B,Ⅺ因子缺乏症等。

（2）病理或生理性抗凝物质增多，如纤维蛋白降解产物、Ⅷ和Ⅸ因子抗体、狼疮抗凝产物、类肝素等。

2．APTT 缩短

（1）Ⅷ，Ⅴ，Ⅹ等因子水平增高。

（2）DIC 早期、血栓前状态、血栓性疾病等高凝状态。

3．肝素治疗监测　APTT 对血浆肝素的浓度很敏感，是目前首选的肝素治疗临床监测指标。一般在肝素治疗期间，APTT 维持在参考值的 1.5～3 倍为适宜。

三、凝血酶原时间测定

【目的】　熟悉凝血酶原时间测定原理、方法，掌握凝血酶原时间参考值和临床意义。

【原理】　在受检血浆中加入足量的组织凝血活酶（兔脑等组织的浸出液）和适量的 Ca^{2+}，使凝血酶原转变为凝血酶，后者又使纤维蛋白原转变为纤维蛋白，观察血浆凝固所需要的时间即为血浆凝血酶原时间（Prothrombin Time，PT）。

【试剂】

1．109 mmol/L 枸橼酸钠溶液。

2．含 25 mmol/L $CaCl_2$ 凝血活酶制剂（钙凝血活酶），一般为商品试剂，按使用说明书加一定量蒸馏水溶解，混匀后使用。

3．健康人混合冻干血浆，一般为商品试剂。

【器材】

1．水浴箱、注射器、硅化玻璃管或塑料试管、离心机、秒表、碘酊、棉球等。

2．血凝仪法，全自动或半自动血凝仪。

【操作】

1. 试管法

(1) 静脉采血 1.8 mL,加入含有 0.2 mL 109 mmol/L 枸橼酸钠的塑料试管或硅化玻璃试管中混匀。抗凝血以 3 000 r/min 离心 10 min,分离血浆于试管中备用。

(2) 按说明书溶解凝血活酶试剂和健康人混合冻干血浆,将它们与待测血浆分别置 37℃ 水浴中预温 5 min。

(3) 加健康人混合血浆 0.1 mL 于预热试管中,再加入预温的凝血活酶试剂 0.2 mL 混匀并开动秒表计时。置水浴中不断振摇,8 s 后,不时从水浴箱中取出试管,缓慢倾斜于明亮处观察混合液体流动状态。当流动停止时终止计时,记录时间,即为健康人混合血浆的 PT 秒数,一般应重复测定 2 ~3 次,取平均值。

(4) 取待检血浆重复(2) ~(3)操作步骤,测定待检血浆的 PT 秒数,重复 2 ~3 次取平均值。

2. 血凝仪法

(1) 采血,分离血浆及溶解试剂同试管法。

(2) 按仪器操作方法,取健康人混合血浆 0.1 mL 于仪器相应的测量杯中并加入凝血活酶试剂 0.2 mL 混匀,仪器自动测定混合物凝固的终点并显示健康人混合血浆的 PT 秒数。

(3) 取待测血浆重复(1) ~(2)操作步骤,测定待测血浆的 PT 秒数。

【注意事项】

1. 应使用对凝血因子无激活作用的塑料制品或硅化玻璃器械收集标本,如硅化试管、硅化注射器等。所用试管必须洁净、干燥、无划痕。

2. 取血要顺利，避免溶血，黄疸等。血液应与抗凝剂充分混匀，避免产生微小凝块。

3. 标本采集完成后，应在 2 h 内完成测定。在 4℃冰箱内保存不超过 4 h，-20℃可保存 14 d，-70℃可保存 6 个月。

4. 抗凝血离心要充分，速度应达到 3 000 r/min，时间为 10 min，以保证尽可能去除血小板。离心后的贫血小板血浆其血小板计数应小于 $20 \times 10^9/L$。

5. 血细胞比容(Hct)小于 0.2 或大于 0.5 时，应按下式调整抗凝剂的用量：抗凝剂(mL) = (100 - Hct) × 血液(mL) × 0.001 85。

6. 标本测定前应先测定健康人混合血浆，其 PT 值在允许范围内方可测定标本。如其结果明显延长，超过允许范围，说明 PT 试剂质量欠佳，应更换试剂重新测定。

7. 凝血活酶试剂必须标有 ISI，ISI 越接近于 1，试剂越敏感。由于每次试剂活性不尽相同，所以每次必须做正常对照。

8. 水浴箱温度应控制在(37 ± 0.5)℃，温度过高或过低会影响实验结果。

【参考值】 目前报告结果方式主要有以下 3 种，试管法和血凝仪法的参考值无差别 。

1. 直接以 PT 测定时间报告，PT = (12 ± 1) s(超过 3 s 有临床意义)。

2. 以凝血酶原时间比值(PTR)报告，PTR = 被检血浆 PT/健康人混合人血浆 PT，PTR = 1.0 ± 0.15。

3. 以国际标准化比值(International Normalized，INR)报告，$INR = PTR^{ISI}$，ISI(International Sensitivity Index)为组织凝血活酶试剂国际敏感指数，ISI 越小，试剂越敏感。INR = 1.0 ± 0.1。

【临床意义】 是外源性凝血系统较灵敏和常用的筛选试验。

1. PT 延长

(1) 见于先天性凝血因子异常,如因子Ⅰ,Ⅱ,Ⅴ,Ⅶ,Ⅹ缺乏症等。

(2) 后天性凝血因子缺乏,如弥散性血管内凝血、原发性纤溶、维生素 K 缺乏症、严重肝病;血循环中有抗凝物质,如口服抗凝剂、肝素等。

2. PT 缩短 见于高凝状态和血栓性疾病、先天性因子Ⅴ增多症、口服避孕药等。

3. 口服抗凝剂的监测 在应用口服抗凝剂时,使 PT 保持在对照的1.5 ~2 倍,PTR 保持在1.5 ~2 倍,INR 保持在2 ~4 倍。由于 PT 和 PTR 存在一定偏差,所以在对口服抗凝剂患者 PT 监测时,一定要报告 INR,以保证临床指导口服抗凝剂治疗用量的安全性。预防静脉血栓形成用药,INR 控制在 1.5 ~2.5;治疗静脉血栓形成,INR 控制在 2 ~3;治疗动脉血栓、复发性系统性栓塞病,INR 控制在 3.0 ~4.5。当 INR 低于4.5,纤维蛋白和血小板正常,则提示抗凝过度,应减少或降低用药;当 INR 低于4.5,纤维蛋白和血小板减低,则可能是 DIC 或肝脏疾病,也应减少或降低用药。

四、 凝血酶时间测定

【目的】 熟悉凝血酶时间测定原理、方法,掌握凝血酶时间测定参考值和临床意义。

【原理】 在凝血酶的作用下,纤维蛋白原转变为纤维蛋白。在血浆中加入标准化的纤维蛋白原,血浆凝固所需要的时间即为凝血酶时间(Thrombin Time, TT)。

【试剂】

1. 109 mmol/L 枸橼酸钠溶液。

2. 凝血酶溶液一般为商品试剂，冻干试剂需按说明书加蒸馏水溶解，室温使用，无需预温。

3. 健康人混合冻干血浆，一般为商品试剂。

【器材】

1. 水浴箱、注射器、塑料试管或硅化玻璃试管、离心机、秒表、碘酊、消毒棉球等。

2. 血凝仪法，全自动或半自动血凝仪。

【操作】

1. 试管法

（1）静脉采血 1.8 mL，加入含有 0.2 mL 109 mmol/L 枸橼酸钠的塑料试管或硅化玻璃试管中混匀。抗凝血以 3 000 r/min 离心 10 min，分离血浆于试管中备用。

（2）取健康人混合血浆 0.1 mL 于试管中，37℃水浴预温 5 min。加入凝血酶试剂 0.1 mL 混匀并开动秒表计时，缓慢倾斜观察液体，以出现浑浊的最初凝固时间为终点，记录其秒数，即为健康人混合血浆的 TT 秒数，一般应重复测定 2～3 次，取平均值。

（3）以同样的方法检测待检血浆的 TT 秒数，重复测定 2～3 次取平均值。

2. 血凝仪法

（1）采血，分离血浆及溶解试剂同试管法。

（2）按仪器操作方法，取健康人混合血浆 0.1 mL 于仪器相应的测量杯中预温，再加入凝血酶试剂 0.1 mL 混匀，仪器自动测定血浆凝固的终点，并显示健康人混合血浆的 TT 秒数。

（3）以同样的方法测定待测血浆的 TT 秒数。

【注意事项】

1. 取血要顺利，避免溶血，黄疸，脂血，混入组织液等。如有明显的黄疸和脂血时，不宜采用血凝仪操作。

2. 血液应与抗凝剂充分迅速混匀，避免产生微小凝块。

3. 血浆要新鲜，样品采集完成后，应在 2 h 内完成测定。在 4℃ 冰箱内保存不超过 4 h。

4. 凝血酶试剂一般为悬液，使用前要充分混匀，配制好的凝血酶试剂 2 ~ 8℃ 可保存 3 d。

5. 水浴箱温度应控制在 36.5 ~ 38.5℃，温度过高或过低会使 TT 结果延长。

6. 手工操作光线要充足明亮，以顺利流动的透明混合液到出现流动减慢趋向混浊的最初凝固为终点。

【参考值】 试管法和血凝仪法的参考值无差别，为 16 ~ 18 s，超过正常对照 3 s 以上有临床意义。各实验室应建立自己的参考值。

【临床意义】

1. TT 延长

（1）DIC 时，纤维蛋白原大量消耗多见，TT 可作为 DIC 的一个诊断指标。

（2）患者血浆中抗凝血酶活性增高。

（3）肝素样物质增多或类肝素物质存在，如严重肝病、胰腺病、过敏性休克、系统性红斑狼疮及流行性出血热等。

（4）低或无纤维蛋白原血症或有异常纤维蛋白。

（5）异常球蛋白增多，如多发性骨髓瘤。

2. TT 缩短

临床非常少见，主要见于异常蛋白血症和巨球蛋白血症。

3. 临床用药监测

在使用链激酶、尿激酶做溶栓治疗时，或肝素做抗凝治疗时，可将 TT 作为临床指导用药的监测指标。一般将 TT 控制在参考值的 2～5 倍为宜。

五、纤维蛋白原含量测定

【目的】 熟悉纤维蛋白原测定原理、方法，掌握纤维蛋白原测定参考值和临床意义。

【原理】 凝血酶作用于受检血浆中的纤维蛋白原（Fibrinogen，Fg），使 Fg 变为纤维蛋白（Fibrin，Fb），血浆发生凝固。血浆 Fg 量与凝固时间成负相关，以 Fg 标准品为参比血浆制作“凝固时间（s）—Fg 浓度（g/L）”标准曲线，测定被检血浆的凝固时间，被检血浆的 Fg 量即可从标准曲线上查得。

【试剂】

1. 109 mmol/L 枸橼酸钠溶液。

2. 凝血酶（冻干），一般为商品试剂，使用前按照操作说明稀释溶解；纤维蛋白原标准品（冻干），使用前按照操作说明稀释溶解。

3. 巴比妥缓冲液，将醋酸钠 3.89 g，巴比妥钠 5.89 g，氯化钠 6.3 g，溶解于 800 mL 蒸馏水中，再加入 1 mol/L 盐酸 22.5 mL，调整 pH 值为 7.35，最后加蒸馏水至 1 000 mL。

【器材】

1. 水浴箱、注射器、试管、离心机、秒表、碘酊、消毒棉球等。

2. 血凝仪法，全自动或半自动血凝仪。

【操作】

1. 试管法

（1）将纤维蛋白原标准品按说明书复溶，用缓冲液将纤维蛋白原标准品进行稀释，一般稀释为0.8，1.6，2.4，4.0 g/L 的纤维蛋白原浓度，各浓度再以缓冲液稀释10倍待用。

（2）取不同浓度的纤维蛋白原标准品 0.2 mL 于试管中，置于37℃水浴预温2 min，再加入已经复溶的凝血酶溶液0.1 mL，立即开动秒表，观察并记录凝固时间。以同样的方法将各标准品管重复测定2～3 次，取平均值。

（3）以稀释的纤维蛋白原标准品浓度为横坐标，测定的凝固时间为纵坐标，在双对数坐标纸上标注出相应的点，并连接成直线，绘制"疑固时间-Fg 浓度"标准曲线。

（4）静脉采血 1.8 mL，加入含有 0.2 mL 109 mmol/L 枸橼酸钠的塑料试管或硅化玻璃试管中混匀。抗凝血以 3 000 r/min 离心 10 min，分离血浆。

（5）患者血浆用缓冲液做 10 倍稀释，取 0.2 mL 于试管中，置于37℃水浴预温 2 min。

（6）在上述试管中加入已复溶的凝血酶试剂 0.1 mL，混匀并立即开动秒表，记录凝固时间。以同样的方法检测 2～3 次，取平均值。

（7）根据凝固时间查阅标准曲线，可得待测血浆的 Fg 含量。

2. 血凝仪法

（1）标本采集处理，试剂的复溶同试管法。

（2）准备试剂与样品，按照仪器的操作说明，将凝血酶试剂，纤维蛋白原标准品，待测血浆以及缓冲液放在相应的位置。

（3）按仪器说明，分别测定纤维蛋白原标准品和待测血浆的凝固时间。

(4) 手工绘制或由仪器自动给出 Fg 测定的标准曲线，并得出相应的待测标本的 Fg 含量。

【注意事项】

1. 凝血酶试剂每个批次活性有所差异，更换试剂应重新制备标准曲线。

2. 凝血酶试剂一般为悬液，使用前要充分混匀，配制好的凝血酶试剂室温不超过 4 h，2～8℃可保存 7 d，－20℃可以保存 1 个月。凝血酶试剂须储存于聚乙烯管中，玻璃试管对凝血酶有吸附的作用。

3. 缓冲液的 pH 应该控制在 7.2～7.4 之间，当 pH 小于 7.0 时，凝固时间会延长。

4. 取血要顺利，避免溶血，混入组织液等。血液应与抗凝剂充分迅速混匀，避免产生微小凝块。

5. 血浆要新鲜，样品采集完成后，应在 2 h 内完成测定。

6. 水浴箱温度应控制在 36.5～38.5℃，温度过高或过低会使凝固时间延长。

【参考值】 试管法和血凝仪法的参考值无差别。成人：2～4 g/L；新生儿 1.25～3.00 g/L。

【临床意义】

1. Fg 增高 Fg 是急性时相反应蛋白。除生理情况下的应激反应、妊娠后期外，主要出现在感染、灼伤、动脉粥样硬化、急性心肌梗死、自身免疫性疾病、多发性骨髓瘤、糖尿病、妊高征、败血症及某些恶性肿瘤等。

2. Fg 减少 见于低(无)纤维蛋白原血症、DIC、原发性纤溶亢进症、重症肝炎、肝硬化等。

3. 溶栓治疗监测　可用于溶栓治疗如尿激酶、组织型纤溶酶原激活物等的监测。

六、 血浆 D-二聚体测定

【目的】 了解 D-二聚体测定原理、方法、参考值及临床意义。

【原理】 D-二聚体(D-dimmer)既是交联纤维蛋白降解产物之一,又是继发性纤溶的特有代谢产物。以抗 D-二聚体单克隆抗体标记固相载体胶乳颗粒,在此胶乳颗粒抗体结合物中加入受检血浆,如血浆中 D-二聚体的浓度大于 0.5 mg/L,则胶乳颗粒发生凝集反应。根据被测血浆的稀释度可计算出血浆 D-二聚体的含量。

【试剂】

1. D-二聚体胶乳凝集试剂盒包括:胶乳试剂 1 瓶,缓冲液 1 瓶,阳性对照和阴性对照,胶乳反应板 1 块。

2. 109 mmol/L 枸橼酸钠溶液。

【器材】试管、注射器、离心机等。

【操作】

1. 取患者静脉血 1.8 mL,加入 0.2 mL 109 mmol/L 枸橼酸钠抗凝剂,经 3 000 r/min 离心 20 min 分离血浆。

2. 取胶乳试剂 20 μL,置于胶乳反应板的圆圈内,加入被检者新鲜血浆 20 μL,用玻棒迅速搅匀,轻轻摇动 3 ~5 min。

3. 在较强的光线下观察结果,出现明显均匀的凝集颗粒者为阳性(D-二聚体含量≥0.5 mg/L),无凝集颗粒者为阴性(D-二聚体含量<0.5 mg/L)。

4. 如果阳性,进一步将被检血浆用缓冲液作 1∶2,1∶4 ,1∶8,1∶16 等倍比稀释,分别按上法进行测定,以发生凝集反应最高稀释度作为反应终点。

5. 本法最大敏感度为 0.5 mg/L，如被检血清最高稀释倍数为 1∶8，则被检血浆中 D-二聚体的含量为 0.5×8=4 mg/L 。

【注意事项】

1. 采血要迅速，分离血浆后 2 h 内测定完毕，置 -20℃ 保存不超过 1 周。

2. 胶乳反应板应保持干燥，胶乳悬液使用前应充分混匀。

3. 测试温度应该高于 20℃。温度过低，需延长观察结果的时间。

4. 该法操作快速简便，结果易于观察，无需特殊设备，但结果易受主观因素影响，且仅为半定量测定。

【参考值】 血浆 D-二聚体含量 <0.5 mg/L。

【临床意义】

1. 在 DIC 时，D-二聚体明显增高，是诊断 DIC 的重要依据。

2. 在血栓前状态与血栓性疾病时，D-二聚体增高，如深部静脉血栓、急性心肌梗死、肺栓塞等。若 D-二聚体含量 <0.5 mg/L，发生急性或活动性血栓形成的可能性较小。若患者已经有明显的血栓症状与体征时，D-二聚体含量仍 <0.5 mg/L，应该考虑患者有无纤溶活性低下的可能。

3. D-二聚体在继发性纤溶亢进时为阳性，在原发性纤溶亢进为阴性，是鉴别二者的重要指标。

4. 溶栓治疗时可作为监测的参考指标，已广泛用于溶栓治疗。血栓溶解，D-二聚体含量增加，溶解完毕，其含量下降。

七、自动血液凝固分析仪测定

【原理】 自动血液凝固分析仪测定主要方法有凝固法、生物化学比色法、免疫法等。在血栓与止血检查中最常用的凝血酶原时间(PT)、活化部分凝血活酶时间(APTT)、纤维蛋白原(Fg)、凝血酶时间(TT)、内源凝血因子、外源凝血因子、高分子量肝素、低分子量肝素、蛋白C、蛋白S等均可用凝固法测定。目前半自动血凝仪基本上以凝固法测定为主。

1. 凝固法　凝固法是通过检测血浆在凝血激活剂作用下的一系列物理量的变化(光、电、机械运动等),由计算机分析所得数据并将之换算成最终结果,所以也可将其称为生物物理法。凝固法中又可分为电流法、光学法和磁珠法三类。

2. 生物化学比色法　通过人工合成与天然凝血因子相似的一段氨基酸排列顺序并有特定作用位点的小肽,将可水解产色的化学基团与作用位点的氨基酸相连。测定时由于凝血因子具有蛋白水解酶的活性,它不仅作用于天然蛋白质肽链,也能作用于人工合成的肽段底物,从而释放出产色基团,使溶液呈色。产生颜色的深浅与凝血因子活性成比例关系,进行精确的定量。

3. 免疫学方法　在免疫学方法中以纯化的被检物质作为抗原,制备相应的抗体,然后用抗原抗体反应对被检物进行定性和定量测定。

【临床应用】

1. 凝血系统

(1) 凝血筛选试验:如凝血酶原时间(PT)、活化部分凝血活酶时间(APTT)、凝血酶时间(TT)测定。

(2) 单个凝血因子含量或活性测定:如Fg,凝血因子Ⅱ、Ⅴ、Ⅶ、Ⅷ、Ⅸ、Ⅹ、Ⅺ、Ⅻ等。

2. 抗凝系统　可进行抗凝血酶-Ⅲ、蛋白C、蛋白S、抗活化蛋白

C、狼疮抗凝物质测定等。

3. 纤维蛋白溶解系统　可测定纤溶酶原、α_2-抗纤溶酶、D-二聚体、组织型纤溶酶原激活物、纤溶酶原激活抑制物等。

4. 药物监测　对普通肝素、低分子肝素、口服抗凝剂和溶血栓药等的监测,以判断药物的有效性和安全性。

（王　婷）

第五章 尿液检查

一、一般性状检查

(一) 尿液外观检查

【目的】 观察尿液外观,初步判断尿液外观是否正常。

【原理】 健康人尿液颜色深浅主要取决于尿液中尿色素及尿胆原的多少,并受药物、食物及尿量等因素的影响。尿液的透明度与尿中有形成分和不溶性物质的含量有关。

【器材】 一次性尿杯。

【操作】

1. 收集标本:将尿液收集于尿杯中。

2. 结果报告:肉眼观察尿液外观,报告其颜色与透明度,颜色以淡黄色、深黄色、淡红色,深红色、乳白色或咖啡色等表示;透明度可用清晰透明、轻微混浊、混浊、明显混浊 4 个等级来表示,如标本中有沉淀和(或)凝块时需要特别注明。

3. 混浊尿的鉴别步骤:

(1) 加热,混浊消失,为尿酸盐结晶。

(2) 加入乙酸,混浊消失且产生气泡,为碳酸盐结晶;混浊消失但无气泡,为磷酸盐结晶。

(3) 加入 2% 盐酸数滴,混浊消失,为草酸盐结晶。

(4) 加入 10% 氢氧化钠数滴,混浊消失,呈现胶状为脓尿。

(5) 在 1 份尿液中加入乙醚 1 份和乙醇 2 份,振荡,混浊消失,为脂肪尿。

(6) 经上述处理方法后尿液仍然混浊,为菌尿等。

【注意事项】

1. 尿液标本应新鲜。

2. 部分青年女性的尿液常因混入阴道黏膜分泌的黏蛋白、少量上皮细胞或白细胞,放置一段时间后可稍有浑浊,无临床意义。

【参考值】 淡黄色、清晰透明。

【临床意义】 红色尿液多见于血尿、血红蛋白尿,褐色尿多见于高铁血红蛋白尿等,尿色深红如浓茶样见于胆红素尿;乳白色多见脂肪尿、乳糜尿、脓尿和菌尿。药物也可影响到尿液颜色;酸度较高时,颜色较深,酸度较低,则颜色较浅;尿量过少而颜色十分浅淡时,提示肾功能不良。正常尿液混浊的原因主要为结晶所致。病理性混浊尿的原因为尿中含有白细胞、红细胞及细菌等。尿中如有黏蛋白、核蛋白也可因 pH 变化而析出后产生混浊。

(二) 尿量测定

【目的】 掌握尿量的测定方法、参考值和临床意义。

【原理】 采用有刻度的容器直接测定尿量。

【器材】 洁净容器、量杯或量筒。

【操作】 将清晨尿液排空后,收集随后的 24 h 内尿液,测定其总容积,即尿量。

【注意事项】

1. 必须要排空膀胱后,方可开始计时。

2. 气温较高时要注意尿标本防腐。

【参考值】

1 ~ 6 岁儿童:300 ~ 1 000 mL/24 h;

7 ~ 12 岁儿童:500 ~ 1 500 mL/24 h;

成年人:1 000 ~2 000 mL/24 h。

【临床意义】　尿量主要取决于肾小球滤过率、肾小管重吸收和浓缩稀释功能。一般情况下,尿量与饮水量及食物中含水量呈正相关,此外尿量还受到体内外其他多种因素(如年龄、精神因素、活动量、食物、气候等)的影响。

1. 尿量增多见于:

生理性:饮水过多,饮浓茶、咖啡,精神紧张等。

病理性:常见于糖尿病、尿崩症、慢性肾炎等。

2. 尿量减少见于:

生理性:饮水少、出汗多等。

病理性:常见于休克、脱水、严重烧伤、急慢性肾炎、急慢性肾功能衰竭、心功能不全、肝硬化腹水、流行性出血热少尿期、尿毒症等。

(三) 尿液酸碱度测定

【目的】　掌握尿液酸碱度测定的原理、方法、参考值和临床意义。

【原理】　pH 试带蘸取尿液后即可显色,然后与标准色板比较即可测得尿液 pH 近似值。

【器材】　一次性尿杯或洁净玻璃试管、广泛 pH 试纸或干化学试带。

【操作】

1. pH 试纸法

(1) 佩戴手套或将手洗净擦干后,取试纸一根,手执一端将另一端浸入尿液中约 0.5 s 取出。

(2) 在自然光线下与标准色板比较读取 pH 值。

2. 干化学试带法

(1) 将试带完全浸入尿液 5 s 后取出。

（2）与标准色板比较，1 min 内读取 pH 值。

【注意事项】

1. 读取数值应在规定时间内完成。

2. 试剂条应密封、干燥避光保存，更要远离酸性或碱性物质，以防失效。

3. 待检标本必须新鲜，否则可因细菌繁殖或挥发性酸丧失而使 pH 增高。

4. 标本不能使用防腐剂，否则可能会影响检测结果。

【参考值】 随机尿 pH 4.5～8.0，多数在 5.5～6.5，平均 6.0。

【临床意义】 正常新鲜尿液酸碱度常为弱酸性，但受到饮食种类、运动、饥饿等因素的影响，pH 波动范围可在 4.5～8.0。其中饮食因素影响较大，如进食蛋白质较多，尿 pH 值较低；而进食蔬菜较多时则尿 pH 常大于 6.0；进食后的碱潮，可使尿 pH 呈一过性增高。尿液放置太久，污染的细菌可分解尿液中尿素产生氨，从而使尿液变为碱性。酸中毒及服用氯化铵等酸性药物时，尿可呈酸性。

（四）尿液比密测定

1. 比重计法

【目的】 熟悉比重计测定尿液的方法。

【原理】 将比重计浸入尿液中，尿比密越大，浸入尿液中的比重计部分越少，读数越大；反之，浸入部分越多，读数越小。

【器材】 比重计、100 mL 锥形量杯。

【操作】

（1）取新鲜尿液放置于 100 mL 锥形量杯中。

（2）将比重计浮标轻轻放入并加以捻转，使其垂直悬浮于尿液中，勿靠近杯壁。

（3）待比重计悬浮稳定后，读取与尿液凹面相切的刻度，并记录读数。

【注意事项】

（1）尿比重计要通过校正后使用。蒸馏水 15.5℃时应为 1.000，8.5 g/L 氯化钠 15.5℃时应为 1.006，50 g/L 氯化钠 15.5℃时应为 1.035。

（2）尿液量要足以保证比重计浮在液面中心而不碰壁，尿液面与比重计读数应准确。

（3）尿中糖、蛋白及盐类增加可使尿比密增加。尿蛋白每增高 10 g/L，需将结果减去 0.003；尿葡萄糖增高 10 g/L，需将结果减去 0.004。

（4）如果测定时温度与比重计上所标定的温度不一致，每增高 3℃，测定结果应增高 0.001。如低于所标温度，应将尿液加温至所标温度再测定，不能机械地减去相对于增高温度时的校正值。

（5）尿标本中含有造影剂时，可使尿比密高达 1.050。

2. 试带法

【目的】 熟悉试带法检测尿比密的原理、方法和临床意义。

【原理】 尿中电解质释放出阳离子，阳离子与试带中离子交换体中的氢离子交换，释放出氢离子，与其中的酸碱指示剂反应，根据指示剂颜色的改变推知尿的比密。

【器材】 尿试带。

【操作】 将试带完全浸入尿液 5 s 后取出，与标准色板比较，或根据尿液分析仪说明书操作。

【注意事项】

（1）检测受酸碱度、中等相对分子量化合物影响较大。

（2）与比重计结果存在一定差异。

【参考值】 1.010～1.025。最大范围为1.003～1.030。

【临床意义】 生理情况下尿比密与饮水量、出汗以及年龄等因素有关。婴幼儿的尿比密偏低。病理情况下尿比密可因尿量增加而减少，或者会因蛋白、尿糖及细胞等成分的增加而增加。

（1）比密减低 慢性肾炎患者由于肾小管浓缩功能减退而使比密降低，如肾实质破坏而丧失浓缩功能时，尿比密常固定在1.010±0.003。尿崩症患者可因抗利尿激素分泌减少，或由于肾小管上皮细胞对抗利尿激素的敏感性降低，大量水分从体内排出而使比密减低。

（2）比密增高 糖尿病患者虽然尿液多但因尿内含有大量葡萄糖，尿比密可明显增加。急性肾小球肾炎因有形成分和蛋白等存在于尿液中而使标本比密增加。除此之外，尿比密升高还见于脱水、高热、周围循环衰竭、使用造影剂、心力衰竭等。

（五）尿渗量测定

【目的】 了解冰点渗透压计的工作原理和方法，熟悉尿渗量测定的参考值和临床意义。

【原理】 尿渗量是检查尿中全部具有渗透活性溶质微粒数量的一种指标，其与粒子数量有关，而与粒子大小及电荷无关。冰点降低法是利用溶液中含有的溶质能使冰点降低的特性，根据待测标本冰点降低的程度而测得其渗透量。1个Osm浓度可使1 kg水的冰点下降1.858℃，因此渗摩尔量10 Osm/(kg·H_2O) = 观察取得冰点下降℃数/1.858。

【器材】 一次性尿杯、离心机、冰点渗透压计等。

【操作】

1. 标本应存于清洁干燥的容器中，不加任何防腐剂。用较高速度离心（2 000 ~ 3 000 r/min）离心，除去全部不溶性颗粒。但尿中盐类结晶应使之溶解，不可除去。如不能立即测定，应置4℃冰箱内保存，临用前将标本预温，使盐类结晶完全溶解。在测定尿渗量的同时，常需测定血浆的渗量，后者必须用肝素抗凝，不可用草酸盐、枸橼酸盐等抗凝。

2. 使用时，应先接通标本冷却室的循环水，继而注入不冻液，调试并保持不冻液温度为 -8 ~ -7℃后再开始标本的测定。在测试过程中，要保持搅动探针的适当振幅（1 ~ 1.5 cm）。

【注意事项】

1. 标本必须新鲜并不加任何防腐剂。

2. 不溶性颗粒及尿中有形成分应离心除去，但盐类结晶不可除去，应加热溶解。

3. 仪器必须标定后才能用于检测。

【参考值】

尿渗量一般为600 ~ 1 000 mOsm/(kg · H_2O)，24 h内最大范围为40 ~ 1 400 mOsm/(kg · H_2O)。

血浆渗量约为275 ~ 305 mOsm/(kg · H_2O)。

尿与血浆渗透量之比为：3∶1 ~ 4.7∶1。

【临床意义】

尿渗量主要反映电解质和尿素等溶质的浓度，尿渗量直接与肾脏浓缩稀释功能有关，所以更能确切地反映肾功能的情况。如果禁水12 h尿渗量 > 800 mOsm/(kg · H_2O)，表示肾脏浓缩功能正常，如低于此值，则表示肾脏浓缩功能不全。

血浆渗量增高见于失水、高渗性非酮症昏迷、乙醇中毒、高钙血症及尿崩症等；血浆渗量降低见于肾上腺皮质激素缺乏、水中毒及垂体机能减退等。

尿渗量降低见于尿崩症；尿渗量/血浆渗量比值降低见于使用利尿剂或肾小管损伤等。

二、化学检查

（一）尿蛋白定性试验

1. 加热乙酸法

【目的】 熟悉加热乙酸法检测尿蛋白的原理和方法。

【原理】 尿液中的蛋白质加热变性，加稀乙酸使尿液 pH 减低并接近蛋白质等电点，这时蛋白质分子非常不稳定，更易形成沉淀析出，并可消除因加热使磷酸盐或碳酸盐析出造成的浑浊。

【试剂】 0.85 mmol/L 乙酸溶液。

【器材】 酒精灯、大试管（15 mm ×150 mm）、滴管、广泛 pH 试纸。

【操作】

（1）取洁净大试管 1 支，加清晰尿液到试管高度约 2/3 处。

（2）斜持试管下端，在酒精灯上加热尿液上 1/3，煮沸即止。

（3）轻轻立起试管，在黑色背景下观察煮沸部分有无浑浊。

（4）滴加 0.85 mmol/L 乙酸溶液 2 ~ 4 滴，再煮沸后立即观察结果。

（5）判断结果：按下表 5-1 判断结果。

表 5-1　加热乙酸法尿蛋白定性试验结果判断与报告方式

结　　果	报告方式	蛋白质含量(g/L)
清晰透明	-	<0.1
轻微浑浊	±	0.1~0.15
白色浑浊,无颗粒或絮状沉淀	+	0.2~0.5
浑浊且有颗粒沉淀	++	0.6~2.0
浑浊并有大量絮状沉淀	+++	2.1~5.0
立即出现大量絮状沉淀和凝块	++++	>5.0

【注意事项】

(1) 开始加热试管上段尿液时要注意转动试管使受热均匀,以防试管受热不均破裂,加热时试管管口不要对准人,以防溅出烫伤。

(2) 加入乙酸的量要适当,约占尿量的1/10左右较适宜,过多或过少均可使阳性程度减弱。

(3) 尿液 pH >9.0 或 pH <3.0 均可使本法结果出现假阴性,因此,实验前需将尿液 pH 调到5.0~6.0。

(4) 尿液中离子强度很低时,可使本法呈假阴性,因此,对于无盐或低盐饮食的患者因尿内电解质含量少,可致假阴性,需在标本中滴加饱和氯化钠溶液1~2滴后再进行检查。

(5) 脓液、血液或生殖系统分泌物污染标本时,可出现假阳性,因此尽量指导患者采集中段尿送检。

(6) 尿液标本要新鲜,陈旧尿液因细菌生长可引起假阳性。

2. 磺基水杨酸法

【目的】 熟悉磺基水杨酸法检测尿蛋白的原理和方法。

【原理】 磺基水杨酸是一种生物碱,在酸性条件下,磺基水杨酸的磺酸根离子与蛋白质氨基酸阳离子结合,形成不溶性的蛋白盐沉淀,沉淀的多少与蛋白质含量正相关。

【试剂】 200 g/L 磺基水杨酸溶液。

【器材】 小试管、滴管、吸管、广泛 pH 试纸。

【操作】

(1) 取小试管 2 支,各加新鲜尿液 1 mL。

(2) 于其中一支试管内滴加 200 g/L 磺基水杨酸溶液 2 滴,轻轻混匀,另一支不加试剂作空白对照,1 min 内观察结果。

(3) 结果判断:按下表 5-2 判断结果。

表 5-2 磺基水杨酸法尿蛋白定性试验结果判断与报告方式

结果	报告方式	蛋白质含量(g/L)
清晰透明	-	<0.1
在黑色背景下可见轻微浑浊	极微量	0.05~0.1
轻微浑浊	±	0.1~0.5
白色浑浊,无沉淀	+	0.5~1.0
浑浊,有颗粒沉淀	++	1.0~2.0
浑浊,有大量絮状沉淀	+++	2.0~5.0
浑浊,有大凝块	++++	>5.0

【注意事项】

(1) 如尿液浑浊,应先离心后再取上清液检查。

(2) 高度缓冲的碱性尿液可出现假阴性,试验前应加 5% 乙酸溶液酸化尿液至 pH 5.0 后再做试验。

(3) 患者使用有机碘造影剂、大剂量青霉素等可导致假阳性。尿中含尿酸或尿酸盐过多时可导致假阳性,但加热后消失。

(4) 本法敏感,能检出极微量蛋白,无临床意义。

3. 干化学试带法

【目的】 掌握干化学试带法检测尿蛋白的原理和方法,掌握尿蛋白检测的参考值和临床意义。

【原理】 根据指示剂蛋白误差原理，即蛋白质与指示剂（如溴甲酚蓝、四溴酚蓝二酯）的离子结合后生成复合物，导致指示剂的进一步电离，超过尿液的缓冲能力时，就会引起指示剂发生颜色变化。变色程度与蛋白质浓度成正比关系。

【器材】 多联试带条、尿液分析仪、广泛 pH 试纸。

【操作】

（1）取标本：先将尿液倒入试管中，用广泛 pH 试纸检测 pH 值，如果 pH <3.0 或 >8.0 应将之调至 5.0 ~6.0。

（2）将试带完全浸入 1 ~2 s 后取出，吸去多余尿液。

（3）判断结果：15 s 后于 1 min 内与标准色板对比，或在尿液分析仪比色并打印结果。

【注意事项】

（1）混浊尿不影响比色，但尿色异常如血尿、血红蛋白尿、胆红素尿可影响结果。

（2）假阴性：见于 pH <3.0 的强酸性尿、高浓度青霉素、球蛋白（干化学试带法仅对白蛋白敏感）、本周蛋白等。

（3）假阳性：见于 pH >9.0 的强碱性尿、季铵类消毒剂、非那吡啶、聚乙烯吡咯酮等药物。

【参考值】 阴性

【临床意义】

（1）生理性蛋白尿

又称功能性蛋白尿，多为一过性，是指泌尿系统无器质性病变发生，而尿内暂时出现蛋白质，且尿蛋白定性一般不超过（+），定量 <0.5 g/24 h。可见于剧烈活动、高温、严寒、高热或体位等因素下，

因肾血管痉挛或充血,从而使肾小球通透性增加所致。

(2)病理性蛋白尿

① 肾脏病变所致的蛋白尿:肾小球疾病是最常见的病理性蛋白尿的原因,可以是肾脏本身引起肾小球病变,如急慢性肾小球肾炎;也可由其他疾病所引起的继发性肾小球疾病,如狼疮性肾病、糖尿病型肾病、高血压肾病等。另外少数是肾小管对蛋白的重吸收不良所致,如间质性肾炎、肾移植因缺血而造成的肾小管功能损害;毒性物质也可引起肾小管的功能损害。

② 溢出性蛋白尿:主要是白血病或是某些恶性疾病产生过多较小的免疫球蛋白,肾小球滤出到达肾小管,且超过肾小管的最大重吸收量而随尿液排出,最常见的疾病是多发性骨髓瘤。

③ 淋巴性蛋白尿:肾淋巴管破裂,淋巴液进入尿液所致,最常见于丝虫病(乳糜尿)。

④ 组织性蛋白尿:见于肾或下泌尿道分泌、免疫反应、组织死亡、肿瘤或病毒感染等情况。

(二)尿葡萄糖定性试验

1. 班氏法

【目的】 熟悉班氏法检测尿葡萄糖的原理和方法。

【原理】 含有醛基的葡萄糖在碱性溶液加热情况下,能将班氏试剂中 Cu^{2+} 还原为 Cu^{+},进而形成红色氧化亚铜沉淀。

【试剂】 改良班氏定性试剂,分别溶解硫酸铜($CuSO_4 \cdot 5H_2O$)10 g、枸橼酸钠 42.5 g 和无水碳酸钠 25 g 于适量蒸馏水中,可加热助溶。冷却后,将碳酸钠溶液加入到枸橼酸钠溶液中,混合后再加入硫酸铜溶液,补足蒸馏水至 1 000 mL。如溶液不透明则需要过滤,煮沸后出现变色或沉淀则应重新配制。

【器材】 中试管(12 mm×100 mm)、滴管、试管夹、酒精灯或水浴锅。

【操作】

(1) 取中号试管1支,加入班氏试剂1.0 mL,加热到沸腾,观察试剂有无颜色及性状变化,若试剂仍为透明蓝色,说明质量可靠。

(2) 向班氏试剂中加入尿液0.1 mL,混匀。继续煮沸1~2 min,自然冷却。

(3) 结果判断:结果判断的标准如表5-3所示。

表5-3 班氏法尿葡萄糖定性试验结果判断与报告方式

结 果	报告方式	葡萄糖含量(mmol/L)
蓝色透明	-	<1
蓝色略带绿色,无沉淀	±	1~6
绿色伴少许黄绿色沉淀	+	6~28
较多黄绿色沉淀,以黄为主	++	28~55
土黄色浑浊,有大量沉淀	+++	55~110
大量砖红色或棕红色沉淀	++++	>110

【注意事项】

(1) 标本容器要洁净,不含氧化性物质,最好使用一次性尿杯。

(2) 标本要新鲜,特别是在气温较高时标本长时间存放,可因细菌繁殖消耗掉尿中葡萄糖,可导致结果假阴性。

(3) 试剂与尿液的比例为10∶1。

(4) 加热煮沸时间不得少于1 min,并自然冷却,不可用冷水使之变冷。

(5) 一些还原性物质,如维生素C、水合氯醛、氨基比林、青霉素、链霉素、异烟肼等,其在尿中含量过高可致结果呈假阳性,应停药3 d

后检测。而静脉滴注大剂量维生素C者定性时先将尿液煮沸破坏之后即可。

(6) 尿液有大量尿酸盐存在时,煮沸后也呈浑浊并带绿色,但久置后并不变黄色而呈灰蓝色,故应于液体冷却后观察结果。

(7) 尿标本中蛋白含量较高时可影响到铜盐的沉淀,可用加热乙酸法除去。

2. 干化学试带法

【目的】 掌握干化学试带法检测尿葡萄糖的原理、方法、参考值和临床意义。

【原理】 试带中的葡萄糖氧化酶作用于尿液中的葡萄糖,生成过氧化氢和葡萄糖醛酸内酯。试带中过氧化物酶以过氧化氢为电子受体,使色素原(邻联甲苯胺、碘化钾等)氧化呈现颜色变化。

【器材】 尿糖检测单联试带或多联干化学试带(附标准色板)、尿液分析仪和配套的干化学试带等。

【操作】

(1) 将试带浸入尿液中5 s后取出,并在试管边缘除去多余的尿液。

(2) 1 min时与标准色板比色,或以尿液分析仪检测并打印结果。

【注意事项】

(1) 容器要洁净,不含氧化性物质,标本要新鲜。

(2) 必须按规定时间比色,否则影响结果。

(3) 试带应避光干燥保存。

(4) 标本细菌污染后可能会导致假阴性。

(5) 维生素C对检测结果有影响,处理方法应同前。

(6) 高浓度酮体尿、尿液比密增高可降低检测敏感度。大量服用左旋多巴时,也可使尿糖结果偏低或出现假阴性。

【参考值】 健康人为阴性,当血糖含量 > 8.88 mol/L 超过肾糖阈时,可出现尿糖阳性。

【临床意义】 血糖增高见于糖尿病、内分泌疾病以及应激性糖尿,也可见于肾性糖尿,是由于肾小管对葡萄糖的重吸收功能减退,引起肾糖阈值降低所致。新生儿因肾小管功能不完善也可致糖尿。妊娠时,由于细胞外液容量增加,近曲小管的重吸收功能受到抑制,可使肾糖阈值下降而出现糖尿。内服或注射大量葡萄糖及精神紧张等也可致阳性反应。

(三) 尿酮体定性试验

1. 干粉法(改良 Rothera 法)

【目的】 了解尿酮体检测的原理和方法。

【原理】 尿中酮体为丙酮、乙酰乙酸和 β-羟丁酸的总称。在碱性溶液中亚硝基铁氰化钠可与丙酮和乙酰乙酸作用,显现紫红色。

【试剂】 酮体粉试剂:亚硝基铁氰化钠 0.5 g(AR 级),无水碳酸钠 10 g(AR 级),硫酸铵 10 g(AR 级),在研钵内将上述三种试剂充分研磨混匀,装入棕色瓶中密封避光保存备用。

【器材】 药匙、称量纸、天平、载玻片、滴管等。

【操作】

(1) 在玻片上(或试管内)加入 1 小勺酮体粉试剂。

(2) 滴加适量尿标本于酮体粉上,完全浸湿酮体粉。

(3) 观察酮体的颜色变化,以 5 min 内出现紫色者为阳性。

(4) 结果判断:结果判断的标准如表 5-4 所示。

表 5-4　干粉法尿酮体定性试验结果判断与报告方式

反应现象	结果判断	报告方式
5 min 内无紫色出现	阴　性	−
逐渐呈现淡紫色	弱阳性	+
立即呈现淡紫色而后转为深紫色	阳　性	++
立即出现深紫色	强阳性	+++~ ++++

【注意事项】

（1）尿标本要新鲜。

（2）试剂要干燥保存，以免受潮失效。

（3）本反应需试剂与水分接触呈碱性并产热时使氨放出，因此，冬季最好在 30℃左右水浴中完成。

（4）尿内有大量非晶体尿酸盐时，可出现黄色或褐色反应，应离心除去。

（5）灵敏度：丙酮约为 1 000 mg/L，乙酰乙酸约为 80 mg/L。

2. 干化学试带法

【目的】 熟悉干化学试带法检测尿酮体的原理和方法，掌握尿酮体检测的参考值和临床意义。

【原理】 尿酮体的膜块中主要含有亚硝基铁氰化钠，可与尿液中的酮体产生紫色反应。

【器材】 单联或多联干化学反应试带(附标准色板)。

【操作】

（1）取试带 1 条，浸入尿液中 5 s 后取出。

（2）1 min 内在自然光下与标准色板比色，或以尿液分析仪检测并打印结果。

【注意事项】

（1）尿液必须新鲜。

（2）各厂家生产的试剂带存在差异，对酮体检测成分不同，应加以注意。如有的产品只与乙酰乙酸起反应，不与丙酮起反应。部分品牌试带含甘氨酸组分，能同时检测丙酮和乙酰乙酸。

（3）含游离巯基的物质均可致阳性反应。

（4）对乙酰乙酸的灵敏度为 50 ~ 100 mg/L，对丙酮则为 500 ~ 700 mg/L，不与 β-羟丁酸起反应。

【参考值】　阴性

【临床意义】　严重未治疗的糖尿病酮症酸中毒的患者尿酮体可呈强阳性；长期饥饿、营养不良、剧烈运动、妊娠剧吐时脂肪动员加速，酮体生成增多时可呈阳性反应。

（四）尿胆红素定性试验

1. Harrison 法

【目的】　了解尿胆红素定性 Harrison 法检测的原理和方法。

【原理】　胆红素可与三氯化铁反应，被氧化成胆绿素、胆青素等而呈现绿色或蓝绿色的颜色变化。

【试剂】

（1）酸性三氯化铁试剂（Fouchet 试剂）　称取三氯乙酸 25 g，加蒸馏水少许溶解，再加三氯化铁 0.9 g，溶解后加蒸馏水至 100 mL。

（2）100 g/L 氯化钡溶液。

【器材】　离心机、试管或离心管、5 mL 刻度吸管。

【操作】

（1）取尿液 5 mL 于离心管中，加入约 2.5 mL 100 g/L 氯化钡溶液，混匀，此时出现白色的硫酸钡沉淀，离心后弃去上清液。

(2) 向沉淀物加入酸性三氯化铁试剂数滴,放置片刻观察沉淀颜色变化。

(3) 结果判断:结果判断如表5-5所示。

表5-5 Harrison法尿胆红素定性试验结果判断与报告方式

反应现象	结果判断	报告方式
较长时间不变色	阴 性	-
沉淀逐渐变为淡绿色	弱阳性	+
沉淀变为绿色	阳 性	++
沉淀立即变为蓝绿色	强阳性	+++ ~ ++++

【注意事项】

(1) 本法灵敏度为0.9 μmol/L胆红素。

(2) 胆红素在阳光照射下易分解,故标本应及时检查。

(3) 注意药物对本实验的干扰,如尿标本中有水杨酸盐、阿司匹林时可出现紫红色反应,易造成假阳性。

(4) 加入Fouchet试剂要适量,过多会使胆红素被氧化成胆黄素而不显绿色,造成假阴性。

(5) 试管法操作时,如标本与氯化钡混合后不产生沉淀,可滴加硫酸铵试剂1~2滴,促使沉淀形成。

2. 干化学试带法

【目的】 掌握干化学试带法尿胆红素定性的原理、方法、参考值及临床意义。

【原理】 在强酸性介质中,胆红素与试带上的二氯苯胺重氮盐起偶联作用,生成红色偶氮化合物。

【器材】 单联或多联干化学反应试带(附标准色板)。

【操作】 取试带浸入尿液中5 s后取出,1 min内在自然光或日光灯下与标准色板比色,或以尿液分析仪检测并打印结果。按所用试带说明书进行结果判断(见表5-6)。

表5-6 试带法尿胆红素定性试验结果判断与报告方式

颜色变化	结果判断	报告方式	半定量(mg/L)
不变色	阴 性	-	≤1.0
浅棕色	可 疑	±	1.5
黄棕色	弱阳性	+	2.0
红棕色	阳 性	++	4.0
深棕色	强阳性	+++ ~ ++++	≥8.0

【注意事项】

(1) 尿标本要新鲜。

(2) 试带应室温干燥避光保存,并注意有效期。

(3) 试带在使用和保存过程中,不能接触酸碱性物质和气体,也不能用手触摸膜块。

(4) 维生素C和亚硝酸盐可抑制偶氮反应,可导致结果呈假阴性。

(5) 大剂量氯丙嗪治疗和高浓度的盐酸苯偶氮吡啶的代谢产物在酸性条件下则呈假阳性。

(6) 本法灵敏度为7 ~ 14 μmol/L。

【参考值】 阴性。

【临床意义】 健康人尿胆红素试验应为阴性,在肝实质性病变或阻塞性黄疸时,因结合胆红素逆流入血,经肾排出可致阳性。而溶血性黄疸时未结合胆红素不能透过肾小球滤膜故尿胆红素呈阴性。

(五) 尿胆原定性试验

1. 改良 Ehrlich 法

【目的】 了解改良 Ehrlich 法尿胆原定性的检测原理和方法。

【原理】 尿胆原在酸性条件下可与对二甲氨基苯甲醛反应,生成樱红色化合物。

【试剂】

(1) Ehrlich 试剂 对二甲氨基苯甲醛 2.0 g,溶于 80 mL 蒸馏水中,然后再缓缓加入浓盐酸 20 mL,混匀,贮存于棕色试剂瓶中备用。

(2) 100 g/L 氯化钙溶液。

【器材】 中试管(10 mm × 150 mm)、白色衬纸、离心机、刻度吸管等。

【操作】

(1) 被检尿标本中如含有胆红素应去除(取 100 g/L 氯化钙溶液 1 份加尿液 4 份混合,离心沉淀,取上清备用)。

(2) 取新鲜无胆红素溶液约 2 mL,加 Ehrlich 试剂约 0.2 mL 混匀,室温下静置 10 min,观察结果。

(3) 结果判断:在白色背景下从管口向管底观察颜色变化,判断标准见表 5-7。

表 5-7 改良 Ehrlich 法尿胆原定性试验结果判断与报告方式

颜色变化	结果判断	报告方式
不变色,加温后也无变化	阴 性	–
10 min 后呈淡红色	弱阳性	+
10 min 后呈樱红色	阳 性	++
立即呈深红色	强阳性	+++ ~ ++++

【注意事项】

(1) 标本要新鲜,避光贮存,放置过久尿胆原会氧化为尿胆素而呈假阴性。

(2) 本试剂可与多种药物及内源性物质产生干扰反应,可在加试剂后再加 2 mL 氯仿,振荡后静置,此时尿胆原转移到氯仿中可加以鉴别。

(3) 显色速度受温度影响较大,一般要求反应温度在 20℃左右。室温过低时需加温。

(4) 碱性尿可使反应出现黄色沉淀而影响结果观察,故应先调节尿液 pH 至酸性为宜。

(5) 如使用抗生素,抑制了肠道菌群,可使尿胆原减少或缺乏。

2. 干化学试带法

【目的】 掌握干化学试带法尿胆原定性检测原理、方法、参考值和临床意义。

【原理】 不同厂家的试剂带,其尿胆原检测原理不同,主要有以下两种:一种是采用 Ehrlich 法原理;另一种是在强酸条件下尿胆原和对-四氧基苯重氮四氟化硼发生重氮盐偶联反应,生成胭脂红色化合物。

【器材】 单联或多联干化学反应试带(附标准色板)。

【操作】 取试带 1 条,浸入尿液中 5 s 后取出,1 min 内在自然光或日光灯下与标准色板比色,或以尿液分析仪检测并打印结果。按所用试带说明书进行结果判断。

【注意事项】

(1) 检测灵敏度为 1 ~4 mg/L。

(2) 尿标本要新鲜,以免尿胆原被氧化成尿胆素。

(3) 卟胆原、内生性吲哚以及某些药物(磺胺类药物、氯丙嗪药物)可造成假阳性。

(4) 对于阻塞性黄疸尿胆原减少的病人,不能使用干化学法进行检测,因为大多数尿液试剂带都没有设置检测尿胆原阴性这一项。

【参考值】 阴性或弱阳性(1:20 稀释后呈阴性)。

【临床意义】

(1) 健康人尿胆原为弱阳性反应,尿液稀释 20 倍后多为阴性。

(2) 尿胆原阴性最常见于完全阻塞性黄疸。

(3) 尿胆原增加常见于溶血性疾病及肝脏的实质性损害,如肝炎。

(六) 尿亚硝酸盐定性试验

1. Griess 试验

【目的】 了解尿亚硝酸盐定性 Griess 试验的原理和方法。

【原理】 大肠埃希菌等革兰阴性杆菌能还原尿液中的硝酸盐为亚硝酸盐,后者使试剂中的对氨基苯磺酸重氮化,成为对重氮苯磺酸,对重氮苯磺酸再与 α-萘胺结合成红色的 N-α-萘胺偶氮苯磺酸。

【试剂】 Griess 试剂:对氨基苯磺酸 10 g,酒石酸 89 g,α-萘胺 1.5 g 混合,并研成细粉,棕色瓶中贮存。

【器材】 中试管(10 mm×150 mm)、吸管等。

【操作】 取尿液 3~5 mL 于试管中,立即加入 Griess 试剂少许,振荡摇匀,观察结果。无颜色变化为阴性,呈红色变化为阳性。

【注意事项】

(1) 尿液必须新鲜。

(2) 尿液在膀胱内滞留时间应大于 4 h。

(3) 使用抗生素 48 h 内可干扰本试验。

2. 干化学试带法

【目的】 掌握尿亚硝酸盐干化学试带法检测原理、方法、参考值和临床意义。

【原理】 当尿液中有大肠埃希菌时,硝酸盐被还原为亚硝酸盐(NIT),可将膜块中对氨基苯砷酸重氮化而成重氮盐,后者与萘基乙二胺偶联使膜块产生红色。

【器材】 干化学试带。

【操作】 取试带1条,浸入尿液中5 s后取出,并在试管边缘除去多余的尿液。1 min内在自然光或日光灯下与标准色板比色,或以尿液分析仪检测并打印结果。按所用试带说明书进行结果判断。

【注意事项】

(1) 尿液必须新鲜。

(2) 大肠埃希菌、变形杆菌、产气杆菌、铜绿假单胞菌及部分厌氧菌皆含硝酸盐还原酶,可使尿亚硝酸检测呈阳性反应。而球菌(如粪链球菌)则缺乏此酶,可出现阴性反应。

(3) 食物中应含有适量的硝酸盐,如果尿中缺乏硝酸盐,有细菌的存在也可以出现假阴性结果。

(4) 尿液应在膀胱停留4 h以上,使细菌有充分的作用时间,如果间隔时间过短易呈假阴性反应。故以检测第1次晨尿标本为宜。标本放置过久或污染时可导致假阳性。

(5) 药物因素可影响到亚硝酸盐的检测,如使用利尿剂可使尿中亚硝酸含量降低,本试验呈假阴性;硝基呋喃可降低亚硝酸反应的灵敏度;非那吡啶可引起假阳性;抗生素抑制细菌的繁殖可导致假阴性;大量维生素C可出现假阴性等。

(6) 本试验阴性并不能排除菌尿的可能,同样亚硝酸试验阳性也不能完全肯定泌尿系统感染，应结合其他尿液分析结果，综合分析得出正确的判断。

【参考值】 健康人为阴性。

【临床意义】 尿路细菌感染，如大肠埃希菌、变形杆菌、产气杆菌、铜绿假单胞菌及部分厌氧菌感染者，可使尿亚硝酸检测呈阳性反应。

三、显微镜检查

（一）非染色法尿沉渣显微镜检查

【目的】 掌握非染色法尿沉渣显微镜检查的方法、参考值和临床意义。

【原理】 尿液经离心沉淀后在显微镜下观察尿沉渣有形成分，如细胞、管型、结晶等。

【器材】 载玻片、盖玻片、滴管、10 mL 刻度离心管、离心机、普通光学显微镜。

【操作】

1. 新鲜尿液 10 mL，相对离心力（RCF）400 g，离心 5 min。弃去上清液，留下 0.2 mL 尿沉渣并混匀。

2. 用微量吸管取混匀尿沉渣 0.02 mL，滴在载玻片上，用盖玻片覆盖。

3. 先用低倍镜观察全片细胞、管型等成分的分布情况，再用高倍镜确认。管型要观察计数至少 20 个低倍镜视野；细胞要观察计数至少 10 个高倍镜视野；结晶按高倍镜视野中分布范围估计报告。

4. 结果报告：细胞以最低数 ~ 最高数/HP、管型以最低数 ~ 最高数/LP 报告。结晶以所占视野面积报告。如果细胞、管型数量过多难以计算时,则可按结晶的报告方式报告结果。

【参考值】 尿沉渣检查主要有形成分参考值见表5-8。

表5-8 尿沉渣检查主要成分参考值

检查方法	红细胞	白细胞	管型	上皮细胞	结晶
直接涂片法	0～偶见/HPF	0～3/HPF	0～偶见/LPF	少见	少见
离心涂片法	0～3/HPF	0～5/HPF	0～偶见/LPF	少见	少见

【临床意义】

1. 红细胞增加,常见于肾小球肾炎、泌尿系统结石、结核、恶性肿瘤、外伤等,女性也可因污染经血而呈阳性。

2. 尿内白细胞增加,表示泌尿系统有感染性、非感染性炎症。化脓性炎症,如急性和慢性肾盂肾炎、膀胱炎、尿道炎等。女性阴道炎、宫颈炎、附件炎时可因分泌物污染尿液,尿中可见白细胞增多,常同时伴有大量扁平上皮细胞。

3. 透明管型可偶见于健康人清晨浓缩尿中,当有轻度或暂时性肾循环功能改变时,可出现少量透明管型;发热、麻醉后、过度运动等,尿中透明管型亦可增多。

4. 颗粒和细胞管型的存在常提示有肾实质病变,多见于急性或慢性肾小球性肾炎、肾病综合征等。红细胞管型常见于急性肾小球肾炎,颗粒管型的出现提示肾单位有淤滞的现象。

5. 慢性肾功能不全时,尿内出现肾衰竭管型,提示预后不良。蜡样管型的出现提示肾脏有长期而严重的病变,见于慢性肾小球肾炎的晚期和肾淀粉样变时。

(二) 尿沉渣定量检查法

【目的】 了解尿沉渣定量检查方法。

【原理】 尿沉渣混匀后，滴入计数板内在显微镜下计数，通过换算计算出一定体积内尿有形成分的含量。

【器材】 尿沉渣分析板、试管、玻片、离心机、显微镜等。

【操作】

1. 新鲜尿液 10 mL，相对离心力（RCF）400 g，离心 5 min。弃去上清液，留下 0.2 mL 尿沉渣并混匀。

2. 直接吸取混匀尿液 1 滴（15 ~ 20 μL）充入定量尿沉渣分析板计数池内（按说明书操作）。

3. 在低倍镜下计数 10 个大方格内管型总数，在高倍镜下计数 10 个大方格内细胞总数，此即每微升的尿液中某种有形成分的数量。结果报告以每微升某种细胞或管型数报告。

【注意事项】

1. 晨尿及时送检。

2. 应采用干净、干燥尿杯留取中段尿，女性患者要冲洗外阴后留取中段尿检查。尿量应大于 10 mL，小于 10 mL 时应在报告单中注明。

3. 镜检时光线要适宜，光线过强可使透明管型漏检。低倍镜发现管型，须用高倍镜辨认。

4. 镜下发现红细胞，应进一步作形态分类，以鉴别肾小球性及非肾小球性血尿。

5. 计数时要注意有无其他异常巨大细胞、寄生虫虫卵、细菌、滴虫、粘液丝等，男性标本还要注意有无精子及卵磷脂小体等。

（朱　伟）

四、尿干化学分析仪检查

【原理】

1. 尿干化学分析仪组成　尿干化学分析仪通常由机械系统、光学系统、电路系统三部分组成。机械系统的主要作用是在微电脑控制下，将待测的试带传送到预定的检测位置，检测后将试带输送到废物盒中；光学系统一般包括光源、单色光处理、光电转换三部分；电路系统是将转换后的电信号放大，经模/数转换后送中央处理器（CPU）处理，计算出最终检测结果，可将结果输出至屏幕显示和（或）送打印机打印。

2. 尿干化学试带　它以滤纸为载体，将各种试剂成分浸渍后干燥，作为试剂层，再在表面覆盖一层纤维膜，作为反射层。尿液浸入试带后与试剂发生反应，产生颜色变化。多联试带是将多种检测项目的试剂块，按一定间隔、顺序固定在同一个试剂带上，可同时检测多个项目。

3. 尿干化学分析　尿液中相应的化学成分使尿多联试带上各种含特定试剂的试剂块发生颜色变化，颜色深浅与尿液中相应物质的浓度成正比。当尿试带进入尿干化学分析仪比色槽时，各试剂块依次受到仪器光源照射并产生不同的反射光，仪器接收不同强度的光信号后将其转换为相应的电讯号，经微处理器处理，由公式计算出各测试项目的反射率，与标准曲线比较校正，最后以定性或半定量方式自动输出结果。

【临床意义】　见表5-9。

表 5-9 尿干化学分析仪检查的临床意义

常见项目	临床意义
pH	了解体内酸碱平衡,了解尿 pH 变化对试带上其他膜块区反应的干扰作用
比密	了解尿液中可溶性固体物质的浓度,粗略评价肾脏的浓缩、稀释功能
蛋白质	肾脏疾病及其他相关疾病的诊断、治疗、预后判断等。
葡萄糖	内分泌性疾病如糖尿病及其他相关疾病的诊断、治疗和预后判断
胆红素、尿胆原	肝脏、胆道疾病及其他相关疾病的诊断、治疗检测,对黄疸的鉴别诊断有重要意义
酮体	糖代谢障碍和脂肪不完全氧化的疾病或状态的诊断
亚硝酸盐	尿路细菌感染的快速过筛试验
隐血	泌尿系统出血性疾病及其他相关疾病的诊疗
白细胞	泌尿系统感染性疾病的诊疗
维生素 C	维生素 C 对血红蛋白、胆红素、葡萄糖及亚硝酸盐检查可产生干扰

五、 尿沉渣分析仪检查

【原理】

1. 影像式尿沉渣分析仪　检查原理与人工显微镜检查原理基本相似,都是直观地观察有形成分的形态,但它须经过严格的定时、定速离心,留取定量的尿沉渣,每个检测标本由动力学液流进样到一个流动的标本室。在相差显微镜下,数码摄像系统对每个层流经过的样品摄像,计算机进行图像分析,对尿中有形成分的大小、对比度、形状、质地特征等进行提取,运用形态识别软件进行有形成分的分类和定量报告。仪器还可以通过计算机对每个检测样品的存储图像进行人工重新判定,可任意选取可疑的成分进行人工复核,对错判和误判的部分予以人工纠正。

2. 流式细胞尿沉渣自动分析仪　定量吸入尿液标本,经稀释、加温和染色后,靠液压作用喷射入鞘液流动池。有形成分被鞘液包围,以单个纵列的形式,沿中心竖轴线依次通过流动池,快速通过氩激光检测区。每个有形成分被氩激光光束照射后,产生不同程度的荧光强度,荧光强度与有形成分和染料的结合程度成正比。仪器将捕捉到的荧光、电阻抗等信号转变成电信号,并对各种信号进行分析、综合识别和计算,得到了相应细胞的大小、长度、体积和染色质长度等资料,最后得到尿液标本的红细胞、白细胞、细菌、管型等直方图和散点图及定量报告。

【临床意义】

1. 红细胞　尿沉渣红细胞检测可发现泌尿系统有关疾病,如肾炎、膀胱炎、肾结核、肾结石等;通过动态观察这类患者尿红细胞数量的变化,可以确定患者的治疗效果和预后。尿沉渣分析仪提供的红细胞形态相关信息,对鉴别血尿来源具有重要价值。非均一性红细胞参数指标作为肾小球源性血尿的诊断依据较为可靠。

2. 白细胞与细菌　尿沉渣白细胞数量可协助诊断和鉴别诊断泌尿系统感染性疾病,动态观察患者尿白细胞数量的变化,有助于确定患者的治疗效果和预后。泌尿系统感染时,患者尿液中除了有白细胞数量上的增多,常同时存在大量细菌,白细胞、细菌组合检查对泌尿系统感染的诊断有重要意义。

3. 上皮细胞　正常尿液中,可见少量鳞状上皮细胞,泌尿道炎症时尿液中这类细胞增多。尿沉渣分析仪能给出上皮细胞的定量结果,但不能准确区分肾小管上皮细胞、中层或底层移行上皮细胞,因此当上皮细胞数量明显增多时,须用显微镜检进行准确分类。

4. 管型　正常尿液中,可偶见透明管型,管型增多对诊断肾脏实质性病变有重要价值。

5. 其他　尿沉渣分析仪还能提示真菌、结晶、精子及电导率等信息。

（胡嘉波）

第六章　粪便及其他体液检查

一、粪便检查

(一)一般性状检查

【目的】　掌握粪便一般性状检查方法、参考值及临床意义。

【原理】　粪便理学检查主要包括粪便的颜色、性状及有无寄生虫虫体和异物等。

【操作】　取新鲜粪便,仔细观察其颜色及性状。

【参考值】

1. 健康人成年人粪便呈黄褐色,成形或半成形,质软呈圆柱形。
2. 婴儿粪便多是金黄色,稀软糊状。
3. 无黏液及寄生虫虫体。

【临床意义】　粪便颜色变化的临床意义见表6-1,粪便性状变化的临床意义见表6-2。

表6-1　粪便颜色变化的临床意义

颜色	临床意义
黄色或金黄色	乳儿、胆红素、服用大黄等药物后的粪便
绿色	婴儿腹泻、食用大量菠菜等
白陶土色	阻塞性黄疸、胆道梗阻,钡餐后
鲜红色	直肠癌、肛裂、痔疮等下消化道出血
果酱色	阿米巴痢疾等
黑色或柏油色	上消化道出血、服用铁剂、食用猪血等

表 6-2　粪便性状变化的临床意义

性状	临床意义
黏液便	各种肠炎、细菌性痢疾及阿米巴痢疾、急性血吸虫病等
脓血便	细菌性痢疾、阿米巴痢疾、急性血吸虫病、溃疡性结肠炎或直肠癌
鲜血便	结肠癌、直肠息肉、肛裂及痔疮等
柏油样便	上消化道出血
米泔样便	霍乱、副霍乱
胨状便	过敏性肠炎及慢性菌痢
稀糊状或稀汁样便	感染性或非感染性腹泻,尤其是急性胃肠炎
乳凝块状便	消化不良,婴儿腹泻
球形硬便	习惯性便秘

（二）隐血试验

【目的】　掌握粪便隐血试验的原理、方法、参考值及临床意义。

1. 化学法(邻联甲苯胺法)

【原理】　利用血红蛋白中亚铁血红素具有类似过氧化物酶作用,在过氧化氢参与下,能催化色原脱氢,氧化而使邻联甲苯胺成邻甲偶氮苯显蓝色,从而检出微量血红蛋白。

【试剂】　10 g/L 邻联甲苯胺冰乙酸溶液、3% 过氧化氢溶液。

【器材】　竹签、滤纸。

【操作】

(1) 竹签挑取少许粪便于滤纸上。

(2) 在粪便上加 10 g/L 邻联甲苯胺冰乙酸溶液 1 ~2 滴。

(3) 滴加 3% 过氧化氢 1 ~2 滴。

(4) 结果判断见表 6-3。

表 6-3　化学法粪便隐血试验结果判断

反应现象	结果
2 min 仍不显色	–
10 s 内显浅蓝色	+
初显浅蓝褐色，渐加深呈蓝褐色	++
立即显蓝褐色	+++
立即显蓝黑褐色	++++

【注意事项】

(1) 3%过氧化氢溶液不稳定，应现配现用。

(2) 检查前三天禁食动物器官及含维生素 C 类食物。

2. 单克生抗体胶体金法

【原理】 将单克隆技术与胶体金技术结合，采用胶体金标记的抗人血红蛋白的单克隆抗体，与人血红蛋白有高度特异性结合的特点，采用商品化的试剂盒检测粪便隐血。

【试剂】 商品试剂盒、蒸馏水。

【器材】 载玻片。

【操作】

(1) 取洁净干燥的载玻片 1 张，滴加 2 ~ 3 滴蒸馏水，取粪便少许，调成均匀混悬液。

(2) 试带条的反应端浸入粪便悬液标本中，5 min 内观察试带条上有无颜色改变。

(3) 结果判断：阳性，反应线和质控线同时呈现红色；阴性，只有质控线呈现红色。

【注意事项】

(1) 应严格按试剂说明书准确操作。

(2) 反应线与质控线均不显红色表示试带条失效。

(3) 本法特异性强、敏感性高,主要用于检测消化道出血,但只能用做筛选或辅助诊断。

【参考值】 阴性

【临床意义】

(1) 对消化道出血的诊断有重要价值,消化道出血时,呈阳性反应。

(2) 对消化道出血鉴别诊断有一定意义,消化道恶性肿瘤可呈持续阳性,而消化道溃疡呈间断阳性。

(三) 显微镜检查

【目的】 掌握粪便显微镜检查方法、参考值及临床意义。

【原理】 将粪便和生理盐水混合制成涂片,显微镜下观察其有形成分。

【器材】 干净竹签、洁净载玻片、盖玻片、生理盐水、显微镜。

【操作】

1. 涂片制备 取干净载玻片1张,滴加生理盐水1~2滴,使用竹签挑取外观异常的粪便少许与生理盐水混合制成涂片,涂片厚薄以能透过字迹为度,盖上盖玻片。

2. 显微观察 先用低倍镜观察有无寄生虫虫卵、食物残渣、异物、异常细胞等,再用高倍镜观察红细胞、白细胞、大吞噬细胞等。

3. 再次观察 对于稀便或米泔水样便,取标本制成悬滴状,再用显微镜检查。

4. 结果报告 一般以文字形式描述。如未发现异常成分,则报告无异常发现;发现异常成分则计数10个视野中最低数至最高数××~××/HPF,虫卵××~××/LPF分别报告;若发现寄生虫,则应报告查见××寄生虫。

【注意事项】

1. 镜检是粪便检查的重点，为提高标本的阳性检出率，每份标本至少制作3张涂片。查找虫卵的标本涂片应厚一点，而检查细胞的标本涂片要薄一些。

2. 查找阿米巴虫卵滋养体，标本要及时送检并保温。

3. 粪便中有形成分很多，其形态常相近且不易区分，应努力掌握它们的形态特点，必要时使用特殊检查方法加以鉴别。

【参考值】　无或偶见白细胞；无红细胞；无大吞噬细胞；少见上皮细胞（柱状上皮细胞）。

【临床意义】

1. 细菌性痢疾及溃疡性结肠炎时可见大量白细胞及大吞噬细胞，而在过敏性炎症及肠道寄生虫感染时则可见到嗜酸性粒细胞。

2. 在下消化道出血或炎症时可见数量不等的红细胞。

3. 粪便中脂滴增多主要见于腹泻以及消化吸收不良。

4. 粪便中查找虫卵有助于诊断肠道寄生虫病。

二、脑脊液检查

（一）一般性状检查

【目的】　熟悉常见脑和脑膜疾病的脑脊液变化特点及标本留取和送检要求。

【原理】　通过肉眼方法观察颜色、透明度、凝固性等。

【器材】　试管、玻棒、2 mL 吸管、一次性微量吸管。

【操作】　在穿刺后1 h内取脑脊液3～5 mL，置无色透明试管中，进行以下几点观察：

1. 观察颜色　肉眼观察脑脊液的颜色，包括无色、乳白色、红色、黄色、棕色、黑色或绿色等颜色，如实报告。

2. 观察透明度　在黑色背景或自然光线下肉眼观察脑脊液透明度变化，分别以“清晰透明”、“微浑”、“浑浊”等报告。

3. 观察凝块或薄膜　脑脊液垂直静置 12 h 后轻轻倾斜试管，肉眼仔细观察有无凝块或薄膜，分别以“无凝块”、“有凝块”、“有薄膜”等报告。

【注意事项】

1. 标本采集后应立即送检，一般不能超过 1 h。

2. 怀疑为结核性脑膜炎时，标本应在 2 ~ 4℃ 环境中静置 12 ~ 24 h，再观察脑脊液表面有无薄膜形成。

3. 对颜色和透明度改变不明显的标本，应在灯光下衬以白色或黑色背景仔细观察。

【参考值】　无色，清晰透明，放置后无凝块和薄膜形成。

【临床意义】

1. 颜色　在中枢神经系统发生感染、出血和肿瘤时，脑脊液中出现过多的白细胞或红细胞和其他物质，使得颜色发生异常改变。脑脊液常见的颜色变化及临床意义见表 6-4。

表 6-4　脑脊液的颜色变化及临床意义

颜色	临床意义
无色	正常脑脊液、病毒性脑炎
红色	穿刺损伤出血、蛛网膜下腔出血或脑室出血
黄色	陈旧性出血、黄疸、淤滞和梗阻，黄色素、胡萝卜素、黑色素增高
乳白色	各种细菌性感染引起的脑膜炎，如肺炎球菌、溶血性链球菌引起的化脓性脑膜炎
绿色	铜绿假单胞菌、肺炎链球菌等所引起的脑膜炎
黑色/棕色	脑膜黑色素瘤、黑色素肉瘤、高胆红素血症

2. 透明度 脑脊液白细胞数量增多时，常会出现微浑或浑浊。蛋白质含量增高或含有大量细胞、细菌和真菌等，也会使其浑浊。正常脑脊液也可因穿刺过程中带入红细胞而呈轻度浑浊。

3. 凝固性 当脑脊液内蛋白质增多时，可出现薄膜或凝块。化脓性脑膜炎一般在1~2 h内形成薄膜、凝块或沉淀。结核性脑膜炎在12~24 h形成膜状物。

（二）潘氏蛋白定性试验

【目的】 了解潘氏（Pandy）试验原理、方法，熟悉潘氏试验参考值和临床意义。

【原理】 脑脊液中球蛋白与苯酚结合，可形成不溶性蛋白盐，产生白色浑浊或沉淀。

【试剂】 饱和苯酚溶液：取纯苯酚10 mL，加蒸馏水至100 mL，用力振摇混匀后，置37℃孵箱内数小时，见底层有苯酚析出，上层即为饱和苯酚溶液。

【器材】 小试管、小滴管。

【操作】

1. 取2 mL饱和苯酚溶液于小试管中。
2. 用滴管垂直滴加脑脊液标本1~2滴。
3. 在黑色背景下立即用肉眼观察结果。
4. 判断结果见表6-5。

表6-5 潘氏蛋白质定性试验结果判断

反应现象	结果判断
清晰透明，不呈现云雾状	–
呈微白色雾状，在黑色背景下才能见到	±

续表

反应现象	结果判断
灰白色云雾状	+
白色浑浊或白色薄云状沉淀	++
白色絮状沉淀或白色浓云块状	+++
立即形成白色凝块	++++

【注意事项】

1. 应选择小口径的试管,加入试剂后立即观察。

2. 苯酚不纯易引起假阳性,应将酚试剂保存在37℃温箱中,否则饱和度降低,可致假阴性结果。

3. 标本中如红细胞过多,应离心取上清液检测;标本有血清蛋白混入也可引起假阳性。

【参考值】 阴性或弱阳性。

【临床意义】

1. 脑组织和脑膜炎症性病变时常呈阳性反应,如化脓性脑膜炎、结核性脑膜炎、脊髓灰白质炎、流行性脑炎等。

2. 脑出血时多呈强阳性反应,但外伤性血液混入脑脊液中,也呈阳性反应。

(三) 显微镜检查

【目的】 了解脑脊液显微镜检查的方法,熟悉脊液显微镜检查的参考值和临床意义。

【原理】 通过计算一定量体积的脑脊液内细胞数或者将标本染色分类计数,计算出脑脊液中各种细胞的数量或百分比。

【试剂】 红细胞稀释液、白细胞稀释液、瑞氏染液、冰乙酸。

【器材】 显微镜、血细胞计数板。

【操作】

1．细胞总数计数

（1）直接计数法：

① 用微量吸管吸取混匀的脑脊液，充入计数板的上下 2 个计数池；

② 静置几分钟后，低倍镜下计数 2 个计数池内四角和中央大方格共 10 个大方格内的细胞数，换算成每升脑脊液的细胞总数。

（2）稀释计数法：如果脑脊液的细胞过多可用红细胞稀释液稀释后计数，最后换算成每升脑脊液的细胞总数。

2．白细胞计数

（1）直接计数法：

① 使用冰乙酸破坏红细胞；

② 充分混匀，用微量吸管吸取破坏红细胞后的脑脊液，充入 2 个计数池内；

③ 静置几分钟后，低倍镜下计数 2 个计数池内四角和中央大方格共 10 个大方格内的白细胞数，再换算成每升脑脊液白细胞总数。

（2）稀释计数法：如白细胞过多，可用白细胞稀释液稀释后再计数，计数结果应乘以稀释倍数。

3．白细胞分类计数

（1）直接分类法：白细胞计数后，将低倍镜转换为高倍镜，根据细胞形态和细胞核形态进行直接分类。分别计数单个核细胞和多个核细胞，共计 100 个，以百分率表示。如白细胞不足 100 个，直接写出单个核细胞和多个核细胞的具体个数。

（2）涂片染色分类：若直接分类不易区别细胞时，可将脑脊液以 1 000 r/min 离心 5 min，取沉淀物制成均匀薄片，置于室温下干燥，瑞氏染色后，油镜下进行分类计数，结果报告与外周血白细胞分类计数报告方式相同。

【注意事项】

1. 标本

（1）应避免标本凝固，可用 EDTA 盐抗凝。

（2）标本采集后应在 1 h 内进行细胞计数，若放置太久，细胞可能凝聚成团或破坏，病原微生物死亡，影响检查的结果。

（3）脑脊液检查脑膜炎奈瑟菌时，标本采集后应立即送检或 37℃保温送检，或者床边接种标本。

（4）若标本陈旧、细胞变形时，采用直接分类法误差大，应改用涂片染色分类计数。

2. 白细胞校正

血性脑脊液中的白细胞必须校正后才有价值，校正方法是分别计数血液红细胞数、白细胞数和脑脊液细胞总数、白细胞数，扣除因出血而带进脑脊液的白细胞数。

$$\text{脑脊液细胞校正值}(/\text{L}) = \text{脑脊液白细胞数校正前} - \frac{\text{脑脊液红细胞数} \times \text{血液白细胞数}}{\text{血液红细胞数}}$$

3. 涂片染色分类　细胞涂片时，可取沉淀的细胞悬液 2 滴，加血清 1 滴，混匀后涂片，这样更易使细胞粘附在玻片上。

4. 结果判断

（1）当细胞数达到 300×10^6/L 或脑脊液存在大量细菌、真菌等时，肉眼能看到标本混浊。

（2）细胞分类计数时，如发现较多的皱缩或肿胀的异常红细胞，应如实报告，以鉴别陈旧性出血或新鲜出血；如发现内皮细胞或异常细胞，必须用巴氏染色或HE染色查找肿瘤细胞。

【参考值】

1. 健康人脑脊液中无红细胞，仅有少量白细胞，以单个核细胞为主，几乎全部为淋巴细胞，偶见内皮细胞。

2. 脑脊液细胞总数：成人$(0\sim8)\times10^6/L$；儿童$(0\sim15)\times10^6/L$；新生儿$(0\sim30)\times10^6/L$。

【临床意义】

脑脊液细胞数增多见于中枢神经系统病变，其增多程度及细胞种类与病变的性质有关。

1. 细菌感染如化脓性脑膜炎时细胞数显著增加，以中性粒细胞为主。

2. 中枢神经系统出现病毒性、结核性或霉菌性脑膜炎时细胞数可中度增多，常以淋巴细胞为主。

3. 脑寄生虫病时可见较多的嗜酸性粒细胞。

4. 脑室或蛛网膜下腔出血时，脑脊液内可见大量红细胞。

三、浆膜腔积液检查

（一）一般性状检查

【目的】　熟悉浆膜腔积液理学检查方法、参考值及临床意义。

【原理】　观察颜色、透明度、凝固性等，测量比密。

【器材】　比重计、比重筒。

【操作】　用小滴管吸取一定量的标本于透明试管内，进行如下操作：

1. 观察颜色　肉眼观察有无颜色改变。漏出液多为淡黄色，稀薄透明；渗出液混浊，可呈深浅不一的黄色、红色、乳白等颜色，应仔细描述。

2. 观察透明度　轻轻摇动标本观察积液透明度变化。漏出液清晰透明；渗出液可出现不同浊度，如“微浑”、“浑浊”等，如不出现浊度变化，则用“清晰透明”描述。

3. 观察凝固性　倾斜试管，肉眼观察有无凝块形成，渗出液常有凝块；漏出液一般无凝块。

4. 比密测定　充分混匀的浆膜腔积液缓慢倒入比重筒中，以能悬浮起比重计为宜。将比重计轻轻放入装有浆膜腔积液的筒中并加以捻转，待其静置自由悬浮于浆膜腔积液中，读取与液体凹面相重合的比重计上的标尺刻度数值并作记录。

【注意事项】

1. 浆膜腔积液标本一般分装在2支试管内送检：一管加抗凝剂作细胞学检查，为避免标本凝固引起细胞变性破坏而影响结果；另一管不加抗凝剂，用以观察有无凝固现象。

2. 保持比重计干净、刻度准确。测定比密后，应立即浸泡、清洗干净，以免蛋白质凝固在比重计上，影响准确性。

3. 标本留取后应及时送检，主要是由于积液易出现凝固，细胞变性，细菌破坏和自溶等原因。

4. 观察积液的颜色和透明度时，如变化不明显则应在白色或黑色背景下仔细观察。

【参考值】

1. 外观　漏出液为淡黄色、清晰透明或微浑；渗出液为黄色、黄绿色、红色、咖啡色等不同的颜色，并呈现不同程度浑浊。

2. 比密　漏出液比密 <1.015；渗出液比密 >1.018。

【临床意义】

1. 颜色　渗出液颜色随病情而改变,漏出液颜色较浅。浆膜腔积液常见的颜色变化及临床意义见表6-6。

表6-6　浆膜腔积液常见的颜色变化及临床意义

颜色	临床意义
红色	穿刺损伤、恶性肿瘤、结核病急性期、风湿性疾病等
黄色	各种原因引起的黄疸
绿色	绿脓杆菌感染
乳白色	化脓性胸膜炎、丝虫病、淋巴结肿瘤、淋巴结结核、慢性肾炎等
咖啡色	内脏损伤、恶性肿瘤、出血性疾病及穿刺损伤
黑色	曲霉菌感染

2. 透明度　常与其所含的细胞、细菌和蛋白质浓度有关。漏出液因所含的细胞和蛋白质少而呈现为透明或微浑;渗出液因含较多细胞、细菌等成分而呈现不同程度的浑浊。

3. 比密　与其所含的溶质有关。漏出液因其含有的细胞、蛋白质少而比密低于1.015;渗出液因所含蛋白质及细胞多而比密常大于1.018。

4. 凝固性　渗出液因含有较多纤维蛋白原等凝血物质而易于凝固,但当其含有大量纤维蛋白溶解酶时也不发生凝固。

（二）黏蛋白定性试验

【目的】　熟悉浆膜腔积液黏蛋白定性试验(Rivalta 试验)的方法、参考值及临床意义。

【原理】　炎症刺激可使浆膜腔上皮细胞分泌黏蛋白增加,而黏蛋白是一种多糖和蛋白质结合的酸性糖蛋白,等电点 pI 为 3~5,可在稀乙酸中出现白色沉淀。

【试剂】 冰乙酸、蒸馏水。

【器材】 100 mL 量筒、滴管。

【操作】

1. 在 100 mL 量筒中先加入 100 mL 蒸馏水，滴入 2 ~ 3 滴冰乙酸，充分混匀使 pH 达到 3 ~ 5，静置数分钟。

2. 将浆膜腔积液靠近量筒液面垂直轻轻滴下，滴加量为 1 ~ 2 滴。

3. 立即在黑色背景下观察有无白色云雾状沉淀生成及其下降程度。浆膜腔积液黏蛋白定性结果判断见表 6-7。

表 6-7 浆膜腔积液黏蛋白定性试验结果判断

反应现象	结果
清晰不显雾状或有轻微白色雾状浑浊但在下降过程中消失	-
渐呈白雾状	±
立即出现白雾状	+
白色薄云状	++
白色浓云状	+++

【注意事项】

1. 血性浆膜腔积液经离心沉淀后，用上清液进行检查。

2. 保证 pH 为 3 ~ 5 的酸碱度，以免 pH 远离浆膜黏蛋白的等电点产生假阴性。

3. 标本中球蛋白含量增高时试验可呈假阳性，必要时可进行鉴别试验。

【参考值】 漏出液：阴性；渗出液：阳性

【临床意义】 浆膜腔积液渗出液和漏出液的鉴别（见表 6-8）。

表 6-8 漏出液和渗出液的鉴别

常规项目	漏出液	渗出液
Rivalta 试验	阴性	阳性
透明度	清晰透明	浑浊
凝固性	不易凝固	易凝固
比密	<1.015	>1.018

（三）显微镜检查

【目的】 熟悉浆膜腔积液显微镜检查方法、参考值及临床意义。

【原理】 用显微镜观察积液并计算一定量体积的浆膜腔积液内细胞数或者将标本染色分类计数，计算出浆膜腔积液中各种细胞的数量或百分比。

【试剂】 1%冰乙酸、白细胞计数稀释液、瑞氏染液。

【器材】 显微镜、血细胞计数板。

【操作】 细胞总数计数、白细胞计数和白细胞分类方法与脑脊液显微镜检查相同。

【注意事项】

1. 如果积液中细胞数量较少应采用细胞玻片离心沉淀仪收集细胞，以提高白细胞分类计数的准确性。

2. 作细胞形态学检查及分类的涂片不少于5张，以备查找肿瘤细胞。

3. 有核细胞计数及染色分类计数，应包括粒细胞、淋巴细胞、单核细胞和间皮细胞。分类过程中若发现间皮细胞和异常细胞应另外描述，并作HE染色、巴氏染色查找肿瘤细胞。

【参考值】

1. 有核细胞计数：漏出液 $<0.1\times10^9/L$；渗出液 $>0.5\times10^9/L$。

2. 有核细胞分类:漏出液以淋巴细胞为主,可见间皮细胞;渗出液以中性粒细胞为主,慢性炎症或恶性积液以淋巴细胞为主。

【临床意义】 浆膜腔积液显微镜检查临床意义见表6-9。

表6-9 浆膜腔积液显微镜检查特点及临床意义

浆膜腔积液特点	临床意义
以多形核白细胞为主	化脓性炎症、早期结核性积液、肺部感染等
嗜酸性粒细胞增多	结核性、肿瘤性积液
淋巴细胞增多	提示慢性炎症
以间皮细胞及组织细胞增多为主	提示浆膜上皮脱落旺盛
心包积液有核细胞数 $>1\ 000\times10^6/L$	提示心包炎
腹水有核细胞数 $>500\times10^6/L$,中性粒细胞数 $>50\%$	提示患有细菌性腹膜炎
癌细胞	恶性肿瘤

(毛 飞)

第七章 临床生物化学检查

一、血清葡萄糖测定

【目的】 掌握葡萄糖氧化酶法测定血清葡萄糖的原理、方法、参考值及临床意义。

【原理】 葡萄糖氧化酶利用氧和水将葡萄糖氧化为葡萄糖酸内酯,并释放过氧化氢。过氧化物酶将过氧化氢分解释放的氧使色原性氧受体4-氨基安替比林和酚去氢缩合为红色醌类化合物,颜色深浅与标本中葡萄糖含量成正比。

【试剂】

1. 0.1 mol/L 磷酸盐缓冲液(pH 7.0) 称取无水磷酸氢二钠8.67 g及无水磷酸二氢钾5.3 g溶于800 mL蒸馏水中,用1 mol/L氢氧化钠(或1 mol/L盐酸)调pH至7.0,然后用蒸馏水稀释至1L。

2. 酶试剂 取过氧化物酶1 200 U,葡萄糖氧化酶1 200 U,4-氨基安替比林10 mg,加上述磷酸盐缓冲液至80 mL左右,用1 mol/L NaOH调pH至7.0,再加磷酸盐缓冲液至100 mL,置4℃保存,至少可稳定3个月。

3. 酚溶液 称取重蒸馏酚100 mg,溶于100 mL蒸馏水,贮于棕色瓶中。

4. 酶酚混合试剂 酶试剂与酚溶液等量混合,贮存于棕色瓶中,在4℃冰箱内可以存放1个月。

5. 12 mmol/L苯甲酸溶液 于800 mL蒸馏水中加入苯甲酸1.4 g,加热助溶,冷却后加蒸馏水稀释至1 L。

6. 100 mmol/L 葡萄糖标准贮存液　称取标准纯度的无水葡萄糖(预先置烤箱内干燥恒重后,移置于干燥器内保存)1.802 g,以12 mmol/L 苯甲酸溶液溶解并转移到100 mL 容量瓶内,再以12 mmol/L 苯甲酸溶液稀释至100 mL 刻度,至少放置2 h 后方可使用。

7. 5 mmol/L 葡萄糖标准应用液　吸取100 mmol/L 葡萄糖标准贮存液5.0 mL 放于100 mL 容量瓶中,用12 mmol/L 苯甲酸溶液稀释至刻度,混匀。

【器材】 自动生化分析仪或分光光度计。

【操作】

1. 生化自动分析仪法　按仪器说明书的要求进行操作。

2. 手工操作法　取试管3支,按表7-1 操作。

表7-1　葡萄糖氧化酶法测定血清葡萄糖

加入物(mL)	空白管	标准管	测定管
血清	—	—	0.02
葡萄糖标准应用液	—	0.02	—
蒸馏水	0.02	—	—
酶酚混合试剂	3.0	3.0	3.0

混匀,置37℃水浴中,温育15 min,在分光光度计波长505 nm 处比色,以空白管调零,分别读取标准管及测定管吸光度。

【计算】

$$血清葡萄糖(mmol/L)=\frac{测定管吸光度}{标准管吸光度}\times 5$$

【注意事项】

1. 葡萄糖氧化酶法可用于测定脑脊液葡萄糖含量,但不能直接测定尿液葡萄糖含量。因为尿液中尿酸等还原性物质浓度过高,可干扰过氧化物酶反应，造成结果假性偏低。

2. 测定标本用血清或以草酸钾-氟化钠为抗凝剂的血浆。抗凝管的制备方法如下：取草酸钾 6 g，氟化钠 4 g，加水溶解至 100 mL；吸取 0.1 mL 到各支试管中，置 80℃ 烤箱中烤干。该抗凝管可使 2 ~ 3 mL血液在 3 ~ 4 d 内不凝固，并能抑制葡萄糖的分解。

3. 严重黄疸、溶血及乳糜样血清应先制备无蛋白血滤液，然后再进行测定。

【参考值】　健康成人空腹血清葡萄糖为 3.9 ~ 6.1 mmol/L (70 ~ 110 mg/dL)。

【临床意义】

1. 生理性高血糖　饭后 1 ~ 2 h；摄入高糖食物；紧张训练、剧烈运动和情绪紧张，肾上腺素分泌增加。

2. 病理性高血糖

(1) 糖尿病　由于胰岛素绝对不足或相对不足，导致血糖增高。

(2) 内分泌疾病　甲状腺功能亢进、嗜铬细胞瘤、肢端肥大症、巨人症、库欣(Cushing)综合征、高血糖素细胞瘤(Glucagonoma)等，各种对抗胰岛素的激素分泌过多导致高血糖。注意升高血糖的激素增多引起的高血糖，现已归入特异性糖尿病中。

(3) 颅内压增高　颅内压增高刺激血糖中枢，如颅外伤、颅内出血、脑膜炎等。

(4) 脱水引起的高血糖　如呕吐、腹泻和高热等也可使血糖轻度增高。

3. 生理性低血糖　见于饥饿和剧烈运动。

4. 病理性低血糖

(1) 胰岛 β 细胞增生或胰岛 β 细胞瘤等，使胰岛素分泌过多。

(2) 对抗胰岛素的激素分泌不足,如垂体前叶功能减退、肾上腺皮质功能减退和甲状腺功能减退而使生长素、肾上腺皮质激素和甲状腺激素分泌减少。

(3) 严重肝病患者,肝细胞糖原贮存不足及糖异生功能低下,肝脏不能有效地调节血糖。

二、 血清蛋白质测定

(一) 血清总蛋白测定

【目的】 熟悉双缩脲法测定血清总蛋白含量的原理、方法,掌握血清总蛋白含量测定的参考值和临床意义。

【原理】 血清(浆)中蛋白质的肽键(—CO—NH—)在碱性溶液中能与 Cu^{2+} 作用生成稳定的紫红色络合物。此反应和两个尿素分子缩合后生成的双缩脲($H_2N—OC—NH—CO—NH_2$)在碱性溶液中与铜离子作用形成紫红色的反应相似,故称之为双缩脲反应。这种紫红色络合物在540 nm 处有明显吸收峰,其吸光度与血清蛋白含量在一定范围内呈正比关系,经与同样处理的蛋白质标准液比较,即可求得蛋白质含量。

【试剂】

1. 6.0 mol/L NaOH 溶液 使用新开瓶的优质氢氧化钠,减少碳酸盐的污染。称取 NaOH 240 g,溶于新鲜制备的蒸馏水(或刚煮沸冷却的去离子水)约800 mL 中,待冷却后定容至1 L,置于聚乙烯塑料瓶中,密塞,放室温中保存。

2. 双缩脲试剂 称取未风化、没有丢失结晶水的硫酸铜结晶($CuSO_4 \cdot 5H_2O$)3 g,溶于新鲜制备的蒸馏水(或刚煮沸冷却的去离子水)500 mL 中,加入酒石酸钾钠($NaKC_4H_4O_6 \cdot 4H_2O$)9 g 和碘化钾

(KI) 5 g,待完全溶解后,在搅拌下加入6 mol/L NaOH 溶液 100 mL,并用蒸馏水定容至1 L,置塑料瓶中盖紧保存。

3. 双缩脲空白试剂 试剂中不含硫酸铜,其余成分与双缩脲试剂相同。

4. 蛋白质标准液 可用健康人的混合血清,经凯氏定氮法测定总蛋白浓度;也可购买有批准文号的优质的市售试剂盒。

【器材】 自动生化分析仪或分光光度计。

【操作】

1. 自动生化分析仪法 按试剂盒说明书提供的参数进行操作。

2. 手工操作法 取试管5支,标明测定管(U)、标本空白管(B)、标准管(S)、试剂空白标准空白管(SB)、(RB),按表7-2操作。

表7-2 双缩脲法测定血清总蛋白

加入物(mL)	RB	B	U	SB	S
血清	—	0.10	0.10	—	—
蛋白标准液	—	—	—	0.10	0.10
蒸馏水	0.10	—	—	—	—
双缩脲空白试剂	—	5.0	—	5.0	—
双缩脲试剂	5.0	—	5.0	—	5.0

混匀,置25℃30 min或37℃10 min,在波长540 nm处比色,用蒸馏水调零,测各管吸光度(A)。

【计算】

$$\text{血清总蛋白(g/L)} = \frac{A_U - A_{RB} - A_B}{A_S - A_{RB} - A_{SB}} \times \text{蛋白标准液浓度(g/L)}$$

【注意事项】

1. 黄疸血清、严重溶血、葡聚糖、酚酞及溴磺酞钠对本法有较大干扰，可以用标本空白管来消除。

2. 高脂血症患者的混浊血清会干扰比色测定，可用以下方法消除干扰：取2支带塞试管或离心管，各加待测血清0.1 mL，再加蒸馏水0.5 mL和丙酮10 mL，塞紧并颠倒混匀10次后离心，倾去上清液，将试管倒立于滤纸上吸去残余液体。向沉淀中分别加入双缩脲试剂及双缩脲空白试剂，再进行与上述相同的其他操作和计算。

【参考值】 健康成人走动时血清总蛋白浓度为64～83 g/L；健康成人静卧时血清总蛋白浓度为60～78 g/L。

【临床意义】

1. 血清总蛋白浓度增高

(1) 血浆浓缩 凡体内水分的排出大于摄入时，均可引起血浆浓缩。如急性脱水（呕吐、腹泻、高烧等），外伤性休克（毛细血管通透性增大），慢性肾上腺皮质功能减退（尿排钠增多引起继发性失水）。

(2) 蛋白质合成增加 多见于多发性骨髓瘤患者，此时主要是异常球蛋白增加，使血清总蛋白增加。

2. 血清总蛋白浓度降低

(1) 血浆稀释 血浆中水分增加，血浆被稀释。如静脉注射过多低渗溶液或各种原因引起的水钠潴留。

(2) 营养不良或消耗增加 长期低蛋白饮食或慢性肠道疾病所引起的吸收不良使体内缺乏合成蛋白质的原料；长期患消耗性疾病，如严重结核病、恶性肿瘤和甲状腺功能亢进等，均可导致血清总蛋白浓度降低。

(3) 蛋白质合成障碍 当肝功能严重受损时，蛋白质合成减少，以清蛋白降低最为显著。

(4) 蛋白质丢失 严重烧伤，大量血浆渗出；大出血；肾病综合征尿中长期丢失蛋白质;溃疡性结肠炎可从粪便中长期丢失一定量的蛋白质。

(二) 血清清蛋白测定

【目的】 熟悉溴甲酚绿法测定血清清蛋白实验原理、方法,掌握血清清蛋白测定的参考值和临床意义。

【原理】 溴甲酚绿(BCG)在 pH 4.20 的环境中,在有非离子去垢剂(Brij-35)存在时,可与清蛋白结合形成蓝绿色复合物,在波长630 nm处有吸收峰,其颜色的深浅在一定范围内与清蛋白含量成正比,与同样处理的清蛋白标准液比较,可求得血清中清蛋白含量。

【试剂】

1. 1 mol/L NaOH 溶液　称取 NaOH 4 g 加蒸馏水至 100 mL。

2. 0.5 mol/L 琥珀酸缓冲贮存液　称取 NaOH 10 g 和琥珀酸 56 g,溶于 800 mL 蒸馏水中,用 1 mol/L NaOH 溶液调至 pH 4.10 ± 0.05 后,加蒸馏水定容至 1 L。置 4℃冰箱保存。

3. 10 mmol/L BCG 贮存液　称取 BCG(MW720.02)1.80 g 溶于 1 mol/L NaOH 溶液 5 mL 中,加蒸馏水至 250 mL 。

4. 叠氮钠贮存液　称取叠氮钠 4.0 g 溶于蒸馏水中,配成 100 mL。

5. 聚氧化乙烯月桂醚(Brij-35)贮存液　称取 Brij-35 25 g 溶于约 80 mL 蒸馏水中,加温助溶,冷却后加蒸馏水至 100 mL。室温可稳定一年。

6. BCG 试剂　在 1 L 容量瓶内加蒸馏水约 40 mL,琥珀酸缓冲贮存液 100 mL,用吸管准确加入 BCG 贮存液 8.0 mL,加 Brij-35 贮存液 2.5 mL、叠氮钠贮存液 2.5 mL,最后加蒸馏水定容至 1 L,混匀。此溶液 pH 应为 4.15 ±0.05。在室温保存可稳定半年。

7. 60 g/L 清蛋白标准液　称取人血清清蛋白 6 g、叠氮钠 50 mg，溶于蒸馏水中并缓慢搅拌助溶，定容至 100 mL，密封贮存于 4℃ 冰箱，可稳定半年；也可用定值参考血清清蛋白标准液。

【器材】 自动生化分析仪或分光光度计。

【操作】

1. 自动生化分析仪分析法　各参数见有关仪器操作说明书。

2. 手工操作法　取试管 3 支，按表 7-3 操作。

表 7-3　BCG 法测定清蛋白

加入物(mL)	空白管	标准管	测定管
血清	—	—	0.02
清蛋白标准液	—	0.02	—
蒸馏水	0.02	—	—
BCG 试剂	4.0	4.0	4.0

混匀，置室温 10 min，在波长 630 nm 处用空白管调零，读取标准管和测定管吸光度。

【计算】

$$\text{血清清蛋白}(g/L) = \frac{\text{测定管吸光度}}{\text{标准管吸光度}} \times 60$$

血清标本中总蛋白浓度减去清蛋白浓度即为球蛋白浓度，并可求得血清清蛋白、球蛋白比值（A/G 值）。

【注意事项】

1. BCG 是一种 pH 指示剂，变色域为 pH 3.8（黄色）~5.4（蓝色），必须严格控制反应液的 pH，pH 升高可使染料空白升高，与清蛋白结合率下降。

2. Brij-35 可提高蛋白质与染料的结合力及溶解度，提高呈色稳定性。如无 Brij-35 也可用其他表面活性剂代替,如吐温－20 或吐温－80,终浓度为 2 mL/L,灵敏度和线性范围不变。

3. 如标本因严重高脂血症而混浊,需加做标本空白管(取血清 0.02 mL,加入琥珀酸缓冲贮存液 4.0 mL),用琥珀酸缓冲贮存液调零,测定标本空白管吸光度。用测定管吸光度减去标本空白管吸光度后,再计算结果。

【参考值】 成人:清蛋白 (35～55)g/L,A/G＝1.2～1.5。

【临床意义】 清蛋白的主要功能是调节血液的胶体渗透压。血浆清蛋白浓度过低时,其胶体渗透压下降,可导致组织间隙潴留水分过多,呈现水肿甚至腹水,此症多见于长期营养不良及肝癌、肝硬化等清蛋白生成障碍的患者。

1. 血清清蛋白浓度增高 常见于严重脱水所致的血浆浓缩。

2. 血清清蛋白浓度降低 在临床上比较重要和常见,通常与总蛋白降低的原因大致相同。血清清蛋白低于 28 g/L,临床上出现水肿。

(1) 蛋白质丢失 主要见于大出血和严重烧伤。

(2) 摄入不足或消耗增加 见于营养不良、肠道肿瘤、肝功能受损、肾病蛋白尿、结核病伴慢性出血和恶性肿瘤等。

(3) 合成障碍 主要见于肝脏疾病。血浆清蛋白及大部分 α_1-球蛋白、α_2-球蛋白、β-球蛋白均由肝脏合成,肝脏功能严重损害时,血浆蛋白质合成量减少,浓度显著降低,其中以清蛋白下降最显著。

(4) 清蛋白分布异常 门静脉高压患者清蛋白从血管内漏入腹腔;肝硬化导致门静脉高压时,由于合成减少和大量漏入腹腔,使清蛋白显著降低。

3. 无清蛋白血症 极少见的先天性清蛋白缺乏症,患者血清中几乎没有清蛋白。

4. A/G 比值　某些病人可同时出现清蛋白减少和球蛋白升高的现象，严重者 A/G 比值 <1.0，这种情况称为 A/G 比值倒置。

（三）血清蛋白质电泳分析

【目的】 熟悉醋酸纤维素薄膜电泳分离血清蛋白质的原理和临床意义。

【原理】 血清中各种蛋白质的等电点（pI）大都低于 7.0，在 pH 8.6 的缓冲液中，它们都在电场中向阳极移动。因各种蛋白质 pI 不同，在同一 pH 下带电荷量有差异，同时各蛋白质的分子量大小与分子形状也不相同，因此在同一电场中泳动速度也不同。染色时染料和蛋白的结合量与分离区带中的蛋白量成正比，因此将蛋白染色区带剪下，经洗脱、比色或经透明处理后直接用光密度计扫描，即可计算出各区带蛋白的相对百分数。如同时测定出血清总蛋白浓度，则可计算出各区带蛋白的绝对浓度。

【试剂】

1. 巴比妥缓冲液（pH 8.6，离子强度 0.06）　称取巴比妥钠 12.36 g、巴比妥 2.21 g，于 500 mL 蒸馏水中加热溶解，冷却至室温后，用蒸馏水定容至 1L。

2. 染色液　称取氨基黑 10B 0.1 g，溶于 20 mL 无水乙醇中，加冰醋酸 5 mL，甘油 0.5 mL；另取磺柳酸 2.5 g 溶于少量蒸馏水中，加入前液，混和摇匀，再以蒸馏水补足至 100 mL。

3. 漂洗液　甲醇 45 mL，冰醋酸 5 mL，蒸馏水 50 mL，混匀。适用于氨基黑 10 B 染色的漂洗。

4. 透明液

（1）液体石蜡或氢萘。

（2）冰醋酸：95%乙醇=2.7：7.5的混合液。

（3）N-甲基-2-吡咯烷酮-柠檬酸（3.03 mol/L N-甲基-2-吡咯烷酮，0.15 mol/L 柠檬酸）：称取柠檬酸15 g溶于150 mL水中，加入N-甲基-2-吡咯烷酮150 mL，混匀，加蒸馏水至500 mL。

5. 洗脱液　0.4 mol/L NaOH溶液　适用于氨基黑10B染色的洗脱。

【器材】

1. 电泳仪：电压0～600 V，电流0～300 mA。

2. 电泳槽：铂（白金）丝电极的水平电泳槽。

3. 加样器：Hb吸管和0.2 cm×1.5 cm有机玻璃片或X线胶片或特制电泳加样器。

4. 染色皿、漂洗皿、无齿镊子。

5. 自动生化分析仪或分光光度计。

6. 醋酸纤维素薄膜：醋酸纤维素薄膜（Cellulose Acetate Membrane，CAM）规格2 cm×8 cm（比色法），6 cm×8 cm（扫描法）。

【操作】

1. 准备

（1）电泳槽准备　将电泳槽置于水平平台上，两侧注入等量的巴比妥缓冲液，使其在同一水平面，液面与支架距离约2～2.5 cm，支架宽度调节在5.5～6 cm，用三层滤纸或双层纱布搭桥。

（2）CAM的准备　选择厚薄一致、透水性能好的CAM，在无光泽面一端1.5 cm处用铅笔轻划一横线作点样标记。然后将CAM无光泽面朝下，漂浮于盛有巴比妥缓冲液的平皿中，使之自然浸湿下沉，待充分浸透后（约20 min）用无齿镊将其取出。

2. 点样

(1) 将薄膜条置于洁净滤纸中间,无光泽面朝上,用滤纸轻按吸去 CAM 上多余的缓冲液。

(2) 用血红蛋白吸管取待测新鲜血清 3 ~ 5 μL,均匀涂布于点样用的有机玻璃片或 X 线胶片上,或用加样器蘸少许血清,垂直印在 CAM 无光滑面划线处,待血清完全渗入薄膜后移开。

3. 电泳

(1) 将加样后的薄膜平直架在支架两端,无光泽面朝下,点样端置于阴极端,用滤纸或纱布将膜的两端与缓冲液连通,平衡 5 min。

(2) 用导线将电泳槽的阳极和阴极分别与电泳仪对应的阳极和阴极连接,打开电源,调整电压为 8 ~ 15 V/cm 膜长或电流 0.3 ~ 0.5 mA/cm 膜宽。夏季通电 45 min,冬季通电 60 min。待电泳区带展开约 3.5 ~ 4.0 cm,即可关闭电源。

4. 染色　用无齿镊取出薄膜条,直接浸入丽春红 S 或氨基黑 10B 染色液中,染色 5 ~ 10 min。染色过程中不时轻轻晃动染色皿,使染色充分。薄膜条较多时,应避免彼此紧贴致染色不良。

5. 漂洗　准备 3 ~ 4 只漂洗皿,装入漂洗液。用无齿镊从染色液中取出薄膜条,尽量沥去染色液,按顺序浸入漂洗液中反复漂洗,直至背景无色为止。

6. 洗脱比色法定量　将各蛋白区带仔细剪下,分别置于各试管内。另从空白背景剪一块平均大小的膜条置于空白管中,在清蛋白(Alb)管内加入 6 mL 0.4 mol/L NaOH 溶液(计算时吸光度 ×2),其余各管加入 3 mL 0.4 mol/L NaOH 溶液,于 37℃ 水浴 20 min,并不断摇晃试管,待颜色脱净后,取出冷却。以 620 nm 波长比色,以空白管调零,读取各管吸光度值。

7. 光密度计扫描法定量

（1）透明　不需保留电泳结果的薄膜可用液体石蜡或氢萘浸透后取出，夹在两块优质薄的玻璃板间，供扫描用；如要保留电泳结果的薄膜可用冰醋酸乙醇法或N-甲基-2-吡咯烷酮-柠檬酸法透明。将薄膜浸入透明液中2～3 min（延长一些时间亦可），然后取出，以滚动方式平贴于洁净无划痕的载玻片上（勿产生气泡）；将此玻片竖立片刻，除去一定的透明液后，于70～80℃（N-甲基-2-吡咯烷酮-柠檬酸法透明，90～100℃）烘烤15～20 min，取出冷却至室温，即可透明。

（2）扫描定量　将已透明的薄膜置光密度计的暗箱内，选择波长520 nm，描记各蛋白区带峰，并计算各蛋白区带的相对百分含量。

【计算】

$$各区带蛋白质(\%) = \frac{A_X}{A_T} \times 100$$

A_X表示各区带蛋白质（Alb，α_1、α_2、β和γ-球蛋白）的吸光值。

A_T表示各区带蛋白质的吸光值总和。

区带蛋白绝对浓度（g/L）= 血清总蛋白（g/L）× 各区带蛋白百分浓度（%）

【注意事项】

1. 血清加量　标本应新鲜，不得溶血。氨基黑10B染色加1～1.5 μL/cm。如血清总蛋白超过80 g/L，用氨基黑10B染色时应将血清稀释2倍后加样。

2. 电泳缓冲液　常用的缓冲液为巴比妥缓冲液。缓冲液液面要保证一定高度，同时电泳槽两侧的液面应保持同一水平，否则通过薄膜时有虹吸现象，会影响蛋白质分子的泳动速度。

3. CAM　在电泳前，CAM必须浸泡在巴比妥缓冲液中，使薄膜浸泡透彻。通电时,不得接触槽内缓冲液或CAM,以防触电。

4. 电泳区带　电泳后区带应无拖尾,各区带明显分开。电泳图谱分离不清或不整齐的常见原因有:① 点样过多;② 点样不均匀、不整齐,样品触及薄膜边缘;③ 薄膜过湿,样品扩散;④ 薄膜未完全浸透或温度过高导致局部干燥或水分蒸发;⑤ 薄膜与滤纸桥接触不良;⑥ 薄膜位置歪斜、弯曲,与电流方向不平行;⑦ 缓冲液变质;⑧ 样品不新鲜;⑨ CAM质量不高;等等。

【参考值】　每个实验室应根据不同的实验条件和检测对象设定参考范围,表7-4、表7-5的参考范围仅供参考。

表7-4　氨基黑10B染色洗脱法测定清蛋白参考范围

蛋白质组分	占总蛋白的百分数(%)
Alb	57.5～71.7
α_1-球蛋白	1.8～4.5
α_2-球蛋白	4.0～8.3
β-球蛋白	6.8～11.4
γ-球蛋白	11.2～23.0

表7-5　氨基黑10B染色直接扫描法参考范围

蛋白质组分	浓度(g/L)	占总蛋白的百分数(%)
Alb	48.8±5.1	66±6.6
α_1-球蛋白	1.5±1.1	2.0±1.0
α_2-球蛋白	3.9±1.4	5.3±2.0
β-球蛋白	6.1±2.1	8.3±1.6
γ-球蛋白	13.1±5.5	17.7±5.8

【临床意义】　正常血清蛋白电泳一般可分为5条区带,即Alb,α_1,α_2,β和γ-球蛋白。脐带血清、胎儿血清、部分原发性肝癌血清,在

Alb 与 α_1-球蛋白之间可增加一条甲胎蛋白带。多发性骨髓瘤可分离出 6 条区带，多出的 1 条称为 M 蛋白带。在下列疾病中可见醋纤膜蛋白电泳图明显异常。

1. M 蛋白血症　单克隆 γ-球蛋白（M 蛋白）血症，主要见于多发性骨髓瘤、巨球蛋白血症、重链病以及一些良性 M 蛋白增多症。在 β-球蛋白、γ-球蛋白或 γ-球蛋白区带后出现一条致密浓集的 M 蛋白带。

2. 蛋白缺乏症　主要包括 α_1 抗胰蛋白酶缺乏症、γ-球蛋白缺乏症等，临床上较少见。电泳图型表现为 α_1-球蛋白或 γ-球蛋白部位蛋白缺乏或显著降低。

3. 肾病　见于急慢性肾炎、肾病综合征、肾功能衰竭等，表现为 Alb 降低，α_2-球蛋白和 β-球蛋白升高。

4. 急慢性炎症　表现为 α_1，α_2 和 β 三种球蛋白均增高。

5. 肝病　包括急性、慢性肝炎和肝硬化。急性肝炎时变化不明显，慢性肝炎和肝硬化时主要表现为 Alb 降低、β-和 γ-球蛋白增高，出现 β-球蛋白和 γ-球蛋白难分离而相连的"β-γ 桥"，此现象往往是由于 IgA 增高所致，IgA 含量与肝脏纤维化有关。

三、血清脂类测定

（一）血清甘油三酯测定

【目的】　了解血清甘油三酯测定的原理，熟悉血清甘油三酯测定的参考值和临床意义。

【原理】　血清中甘油三酯（TG）经脂蛋白脂酶作用，可以水解为甘油和游离脂肪酸，甘油在 ATP 和甘油激酶的作用下，生成 3-磷酸甘油，再经磷酸甘油氧化酶（L-α-Glycerophosphate Oxidase，GPO）作用氧化生成磷酸二羟丙酮和过氧化氢，过氧化氢与 4-氨基安替比林

(4-AAP)及4-氯酚在过氧化物酶作用下,生成红色醌类化合物,其显色程度与TG的浓度成正比。

【试剂】

1. 甘油三酯液体稳定酶试剂组成(具体含量见相关文献)

GOOD's 缓冲液(pH 7.2)	50 mmol/L
脂蛋白脂酶	≥4 000 U/L
甘油激酶	≥40 U/L
磷酸甘油氧化酶	≥500 U/L
过氧化物酶	≥2 000 U/L
ATP	2.0 mmol/L
硫酸镁	15 mmol/L
4-AAP	0.4 mmol/L
4-氯酚	4.0 mmol/L

2. 三油酸甘油酯标准液2.26 mmol/L (200 mg/dL)　准确称取三油酸甘油酯(平均分子量:885.4)200 mg加Triton X-100 5 mL,用蒸馏水定容至100 mL,分装后,4℃保存,切勿冰冻保存。

【器材】　自动生化分析仪或分光光度计。

【操作】　取3支试管按表7-6操作。

表7-6　GPO法测定TG操作步骤

加入物	空白管	标准管	测定管
血清(μL)	—	—	20
标准液(μL)	—	20	—
蒸馏水(μL)	20	—	—
酶试剂(μL)	2 000	2 000	2 000

混匀后置37℃水浴5 min,用分光光度计比色,以空白管调零,于

500 nm 波长处测各管的吸光度。

【计算】

$$血清 TG 浓度(mmol/L) = \frac{测定管吸光度}{标准管吸光度} \times 标准液浓度$$

【注意事项】

1. 血清中游离的甘油对 TG 测定结果有一定的影响。标本 4℃存放不宜超过 3 天,避免 TG 水解释放出甘油。

2. 方法中所用酶试剂在 4℃避光保存,至少可稳定 3 天至 1 周,出现红色时不可再用,试剂空白的吸光度≤0.05。

3. 血清 TG 易受饮食的影响,在进食脂肪后可以观察到血清中甘油三酯明显上升,2 ~ 4 h 内即可出现血清混浊,8 h 以后接近空腹水平。因此,要求空腹 12 h 后再进行采血,并要求 72 h 内不饮酒,否则会使检测结果偏高。

4. 本实验方法的线性上限为 11.3 mmol/L,若所测 TG 值超过了 11.0 mmol/L,则可用生理盐水稀释后再测。

【参考值】 TG 水平的个体间差异比总胆固醇(TC)大,人群调查的数据比较分散,呈明显正偏态分布。我国《血脂异常防治建议》提出的判断标准:TG < 1.70 mmol/L(< 150 mg/dL)为理想范围;TG > 1.70 mmol/L(> 150 mg/dL)为升高。

【临床意义】

1. 血清 TG 增高 见于各种原因所致的高 TG 血症。高 TG 血症有原发性与继发性两类,前者多有遗传因素,其中包括家族性高 TG 血症与家族性混合型高脂血症等;后者见于糖尿病、糖原累积病、甲状腺功能减退、肾病综合征、妊娠、口服避孕药、酗酒等。

2. 血清 TG 降低 比较少见,慢性阻塞性肺疾患、脑梗死、甲状腺功能亢进、营养不良和消化吸收不良综合征等可引起血清 TG 的降低。

（二）血清总胆固醇测定

【目的】 了解血清总胆固醇测定的原理，熟悉血清总胆固醇测定的参考值和临床意义。

【原理】 血清中总胆固醇（TC）包括游离胆固醇和胆固醇酯两部分。血清中胆固醇酯可被胆固醇酯酶水解为游离胆固醇和游离脂肪酸（FFA），胆固醇在胆固醇氧化酶的氧化作用下生成△4-胆甾烯酮和过氧化氢，过氧化氢在 4-氨基安替比林和酚存在时，经过氧化物酶催化，反应生成苯醌亚胺非那腙的红色醌类化合物，其颜色深浅与标本中 TC 含量成正比。

【试剂】

1. 胆固醇液体酶试剂组成（具体含量见相关文献）

GOOD's 缓冲液（pH 6.7）	50 mmol/L
胆固醇酯酶	≥200 U/L
胆固醇氧化酶	≥100 U/L
过氧化物酶	≥3 000 U/L
4-AAP	0.3 mmol/L
苯酚	5 mmol/L

2. 胆固醇标准溶液 5.17 mmol/L（200 mg/dL） 精确称取胆固醇 200 mg，用异丙醇配成 100 mL 溶液，分装后，4℃保存，临用取出。也可用定值的参考血清作标准。

【器材】 自动生化分析仪或分光光度计。

【操作】 按表 7-7 依次加样。

表 7-7　酶法测定 TC 操作步骤

加入物	空白管	标准管	测定管
血清(μL)	—	—	10
标准液或定值血清(μL)	—	10	—
蒸馏水(μL)	10	—	—
酶试剂(μL)	1 000	1 000	1 000

混匀后，置37℃保温5 min，用分光光度计比色，于500 nm波长处以空白管调零，读出各管吸光度。

【计算】

$$\text{血清 TC 浓度(mmol/L)} = \frac{\text{测定管吸光度}}{\text{标准管吸光度}} \times \text{胆固醇标准液浓度}$$

【注意事项】

1. 试剂中酶的质量影响测定结果。

2. 若需检测游离胆固醇浓度，将酶试剂成分中去掉胆固醇酯酶即可。

3. 检测标本可为血清或者血浆(以肝素或 $EDTAK_2$ 抗凝)。

【参考值】　血清参考值：3.0～5.20 mmol/L；危险阈值：5.20～6.20 mmol/L；高胆固醇血症：≥6.20 mmol/L。

【临床意义】

1. TC 增高　常见于动脉粥样硬化、原发性高脂血症(如家族性高胆固醇血症、家族性 ApoB 缺陷症、多源性高胆固醇血症、混合性高脂蛋白血症等)、糖尿病、肾病综合征、总胆管阻塞、甲状腺功能减退、肥大性骨关节炎、老年性白内障和牛皮癣。

2. TC 降低　常见于低脂蛋白血症、贫血、败血症、甲状腺功能亢进、肝脏疾病、严重感染、营养不良、肠道吸收不良和药物治疗过程中的溶血性黄疸及慢性消耗性疾病，如癌症晚期等。

四、血清总胆红素和结合胆红素测定

【目的】 了解改良 J-G 法测定血清总胆红素和结合胆红素的原理,熟悉改良 J-G 法的参考值和临床价值。

【原理】 血清中结合胆红素可直接与重氮试剂反应,产生偶氮胆红素;非结合胆红素在加速剂咖啡因-苯甲酸钠-醋酸钠作用下,其分子内氢键破坏后才能与重氮试剂反应,产生偶氮胆红素。本法重氮反应 pH 6.5,最后加入碱性酒石酸钠使红色偶氮胆红素(吸收峰 530 nm)转变成蓝绿色偶氮胆红素(600 nm)。颜色深浅与胆红素浓度成正比关系,在 600 nm 波长比色测定。

【试剂】

1. 咖啡因-苯甲酸钠试剂　称取无水醋酸钠 56 g,苯甲酸钠 56 g,乙二胺四乙酸二钠($EDTA\text{-}Na_2$)1 g,溶于约 700 mL 去离子水中,再加入咖啡因 37.5 g,搅拌溶解(加入咖啡因后不能加热溶解),用去离子水补足至 1L,混匀。滤纸过滤,置棕色瓶,室温保存。

2. 碱性酒石酸钠溶液　称取氢氧化钠 75.0 g,酒石酸钠($Na_2C_4H_4O_6 \cdot 2H_2O$) 320 g,用去离子水溶解并补足至 1 L,混匀。置塑料瓶中,室温保存。

3. 5 g/L 亚硝酸钠溶液　称取亚硝酸钠 5.0 g,用去离子水溶解并定容至 100 mL,混匀,置棕色瓶,冰箱保存,稳定期不少于 3 个月。作 10 倍稀释成 5 g/L,冰箱保存,稳定期不少于 2 周。

4. 5 g/L 对氨基苯磺酸溶液　称取对氨基苯磺酸($NH_2C_6H_4SO_3H \cdot H_2O$)5.0 g,溶于 800 mL 去离子水中,加入浓盐酸 15 mL,用去离子水补足至 1 L。

5. 重氮试剂　临用前取上述亚硝酸钠溶液 0.5 mL 和对氨基苯磺酸溶液 20 mL,混匀即成。

6. 5.0 g/L 叠氮钠溶液 称取叠氮钠 0.5 g,以蒸馏水溶解并稀释至 100 mL。

7. 胆红素标准液

(1) 血清稀释液配制 收集无溶血、无黄疸、无脂浊的新鲜血清,混合,必要时可用滤菌器过滤。取过滤后的血清 1 mL,加入新鲜 0.154 mmol/L NaCl 溶液 24 mL,混合。在 414 nm 波长,1 cm 光径,以 0.154 mmol/L NaCl 溶液调零点,其吸光度应小于 0.100;在 460 nm 的吸光度应小于 0.04。

(2) 胆红素标准贮存液(171 μmol/L) 准确称取符合要求的胆红素 10 mg,加入二甲亚砜 1 mL,用玻璃棒搅拌,使成混悬液。加入 0.05 mol/L 碳酸钠溶液 2 mL,使胆红素完全溶解后,移入 100 mL 容量瓶中,以稀释用血清洗涤数次并入容量瓶中,缓慢加入 0.1 mol/L 盐酸 2 mL,边加边摇(勿用力摇动,以免产生气泡)。最后以稀释用血清定容。配制过程中应尽量避光,贮存容器用黑纸包裹,置 4℃ 冰箱 3 d 内有效,但要求配后尽快作标准曲线。

【器材】 分光光度计。

【操作】

1. 样品的测定 按表 7-8 操作。

表 7-8 改良 J-G 法测定胆红素

加入物(mL)	总胆红素管	结合胆红素管	对照管
血清	0.2	0.2	0.2
咖啡因-苯甲酸钠试剂	1.6	—	1.6
对氨基苯磺酸溶液	—	—	0.4
重氮试剂	0.4	0.4	—
每加一种试剂后立即混匀,加重氮试剂后室温放置 10 min			

续表

加入物(mL)	总胆红素管	结合胆红素管	对照管
叠氮钠溶液	—	0.05	—
咖啡因苯甲酸钠试剂	—	1.55	—
碱性酒石酸钠溶液	1.2	1.2	1.2

混匀,在波长600 nm处,对照管调零,读取吸光度,在标准曲线上查出相应的胆红素浓度。

2. 标准曲线制作　按表7-9稀释胆红素贮存液。

表7-9　系列胆红素标准液的配制

加入物(mL)	管号				
	1	2	3	4	5
胆红素标准贮存液	0.4	0.8	1.2	1.6	2.0
稀释用血清	1.6	1.2	0.8	0.4	—
相当于胆红素浓度(μmol/L)	34.2	68.4	103	137	171

混匀(不可产生气泡),按总胆红素测定法操作。每一浓度作3个平行管,并分别做标准对照管,用各自的标准对照管调零,读取标准管的吸光度。配制标准液用的溶剂血清中尚有少量胆红素,同样测定吸光度值。每个标准管的吸光度值均应减去此吸光度,然后与相应胆红素浓度绘制标准曲线。

【注意事项】

1. 血液标本和标准液应避免阳光直照,防止胆红素的光氧化。胆红素对光的敏感度与温度有关,血标本应避光置冰箱保存。标本保存于冰箱可稳定3 d,-70℃暗处保存,可稳定3个月。

2. 轻度溶血对本法无影响,但严重溶血时可使测定结果偏低。其原因是血红蛋白与重氮试剂反应形成的产物可破坏偶氮胆红素,还可被亚硝酸氧化为高铁血红蛋白而干扰吸光度测定。血脂及脂溶色素对测定有干扰,应尽量取空腹血。

3. 叠氮钠能破坏重氮试剂,终止偶氮反应。凡用叠氮钠作防腐剂的质控血清,可引起偶氮反应不完全,甚至不呈色。

4. 本法测定血清总胆红素,在 10 ~ 37℃ 条件下不受温度变化的影响,呈色在 2 h 内非常稳定。

5. 标本对照管的吸光度一般很接近,若遇标本量很少时可不作标本对照管,参照其他标本对照管的吸光度。

6. 胆红素大于 342 μmol/L 的标本可减少标本用量,或用 0.154 mmol/L NaCl 溶液稀释血清后重测。

【参考值】　血清总胆红素:3.4 ~ 17.1 μmol/L;

血清结合胆红素:0 ~ 3.4 μmol/L。

【临床意义】

1. 血清总胆红素测定

(1) 黄疸及黄疸程度的鉴别　溶血性、肝细胞性及阻塞性黄疸时均可引起血清胆红素升高。

(2) 肝细胞损害程度和预后的判断　胆红素浓度明显升高,反映有严重的肝细胞损害。但某些疾病如胆汁淤积型肝炎时,尽管肝细胞受累较轻,血清胆红素却可升高。

(3) 新生儿溶血症　血清胆红素有助于了解疾病严重程度。

(4) 再生障碍性贫血及数种继发性贫血(主要见于癌或慢性肾炎),血清总胆红素减少。

2. 血清结合胆红素测定　结合胆红素与总胆红素的比值可用于鉴别黄疸类型。比值 <20%,见于溶血性黄疸,阵发性血红蛋白尿,恶性贫血,红细胞增多症等;比值 40% ~ 60%,主要见于肝细胞性黄疸;

比值＞60%，主要见于阻塞性黄疸。

五、 血清丙氨酸氨基转移酶测定

【目的】 掌握赖氏法测定血清丙氨酸氨基转移酶的原理、方法、参考值和临床意义。

【原理】 丙氨酸氨基转移酶(Alanine Aminotransferase, ALT)催化L-丙氨酸与α-酮戊二酸间的氨基移换反应，生成α-丙酮酸和L-谷氨酸。经30 min反应后，加入2,4-二硝基苯肼终止反应，并与反应液中的两种α-酮酸生成相应的2,4-二硝基苯腙(丙酮酸苯腙和α-酮戊二酸苯腙)。在碱性条件下，两种苯腙的吸收光谱曲线有差别，在500～520 nm处差异最大，以等摩尔浓度计算，丙酮酸苯腙的呈色强度约为α-酮戊二酸苯腙的3倍。据此可以计算出丙酮酸的生成量。

【试剂】

1. 0.1 mol/L磷酸二氢钾溶液　称取KH_2PO_4 13.61 g，溶解于蒸馏水中，加蒸馏水至1 000 mL，4℃保存。

2. 0.1 mol/L磷酸氢二钠溶液　称取Na_2HPO_4 14.22 g，溶解于蒸馏水中，并稀释至1 000 mL，4℃保存。

3. 0.1 mol/L磷酸盐缓冲液(pH 7.4)　取0.1 mol/L磷酸氢二钠溶液420 mL和0.1 mol/L磷酸二氢钾溶液80 mL，混匀，即为pH 7.4的磷酸盐缓冲液。加氯仿数滴，4℃保存。

4. 基质缓冲液(200 mmol/L丙氨酸，2.0 mmol/L α-酮戊二酸)　精确称取DL-丙氨酸1.79 g，α-酮戊二酸29.2 mg，溶于0.1 mol/L磷酸盐缓冲液约50 mL中，用1 mol/L NaOH调pH至7.4，再加磷酸盐缓冲液至100 mL，4～6℃保存，该溶液可稳定2周。每升底物缓冲液中可加入麝香草酚0.9 g或加氯仿防腐，4℃保存。

5. 1.0 mmol/L 2,4-硝基苯肼溶液　称取2,4-二硝基苯肼(AR)19.8 mg,溶于1.0 mol/L盐酸100 mL,置棕色玻璃瓶中,室温中保存。若有结晶析出,应重新配制。

6. 0.4 mol/L NaOH溶液　称取NaOH 1.6 g溶解于蒸馏水中,并加蒸馏水至100 mL,置具塞塑料试剂瓶内,室温中可长期稳定。

7. 2.0 mmol/L丙酮酸标准液　准确称取丙酮酸钠(AR)22.0 mg,置于100 mL容量瓶中,加0.05 mol/L硫酸至刻度。丙酮酸不稳定,开封后易变质,相互聚合为多聚丙酮酸,需干燥后使用。

【器材】　分光光度计。

【操作】

1. ALT校准曲线绘制

(1) 按表7-10向各管加入相应试剂。

表7-10　ALT校准曲线绘制

加入物(mL)	1	2	3	4	5
0.1 mol/L磷酸盐缓冲液	0.1	0.1	0.1	0.1	0.1
0.2 mol/L丙酮酸标准液	0	0.05	0.10	0.15	0.20
基质缓冲液	0.50	0.45	0.40	0.35	0.30
2,4-二硝基苯肼溶液	0.5	0.5	0.5	0.5	0.5
混匀,37 ℃水浴20 min					
0.4 mol/L NaOH溶液	5.0	5.0	5.0	5.0	5.0
相当于酶活性浓度(卡门氏单位)	0	28	57	97	150

(2) 混匀,放置5 min,在波长505 nm处,以蒸馏水调零,读取各管吸光度,各管吸光度均减"1"号管吸光度为该校准管的吸光度值。

(3) 以吸光度值为纵坐标,对应的酶活性卡门氏单位为横坐标作图,以平滑曲线表示即成校准曲线。

2. 标本的测定

（1）在测定前取适量的底物溶液和待测血清，37℃水浴预温5 min后使用；具体操作按表7-11进行。

表7-11　赖氏法测定ALT操作步骤

加入物(mL)	对照管	测定管
血清	0.1	0.1
基质缓冲液	—	0.5
混匀后，置37℃保温30 min		
2,4二硝基苯肼溶液	0.5	0.5
基质缓冲液	0.5	—
混匀后，置37℃保温20 min		
0.4 mol/L NaOH溶液	5.0	5.0

（2）室温放置5 min，在波长505 nm处以蒸馏水调零，读取各管吸光度。

【计算】　测定管吸光度减去标本对照管吸光度的差值为标本的吸光度。该值在校准曲线上查得ALT的卡门氏单位。

【注意事项】

1. 宜用血清标本测定。草酸盐、肝素、枸橼酸盐虽不抑制酶活性，但可引起反应液的轻度混浊。红细胞内ALT为血清中3～5倍，应避免溶血。

2. 丙酮酸不稳定，见空气易发生聚合反应，生成多聚丙酮酸，而失去其化学性质，在配制标准曲线时，不会出现显色反应。此时应将变性的丙酮酸放在干燥箱(40～55℃)2～3 h，或置干燥器中过夜后再使用。

3. 基质液中的α-酮戊二酸和显色剂2,4-二硝基苯肼均为呈色物质,称量必须精确,每批试剂的空白管吸光度上下波动不应超过0.015 A。如超出此范围,应检查试剂及仪器等方面问题。

4. 血清中 ALT 在室温(25℃)可以保存 2 d,在 4℃冰箱可保存 1 周,在 -25℃可保存 1 个月。一般血清标本中内源性酮酸含量很少,血清对照管吸光度接近于试剂空白管(以蒸馏水代替血清,其他和对照管同样操作)。所以,成批标本测定时,一般不需要每份标本都作自身血清对照管,以试剂空白管代替即可,但对超过正常值的血清标本应进行复查。

5. 严重脂血、黄疸及溶血血清可增加测定的吸光度。糖尿病酮症酸中毒病人血中因含有大量酮体,能和 2,4-二硝基苯肼作用呈色,也会引起测定管吸光度增加。因此,检测此类标本时,应作血清标本对照管。

6. 赖氏法校准曲线所定的单位是用比色法的实验结果和卡门分光光度法实验结果作对比后求得的,以卡门氏单位报告结果。卡门法是早期的酶偶联速率测定法,卡门氏单位是分光光度单位。卡门氏单位定义为血清 1 mL 在反应液总体积 3 mL,反应温度 25℃,波长 340 nm,比色皿光径 1.0 cm 条件下,每 min 吸光度下降 0.001 A 为一个卡门氏单位(相当于 0.48 U)。

7. 赖氏比色法测定由于受底物 α-酮戊二酸浓度和 2,4-二硝基苯肼浓度的不足以及反应产物丙酮酸的反馈抑制等因素影响,校准曲线不能延长至 200 卡门氏单位。当血清标本酶活力超过 150 卡门单位时,应将血清用生理盐水稀释 5 倍或 10 倍后再进行测定。

8. 绘制校准曲线时必须注意:由于赖氏方法的特点,每一个点必须做 3 管以上的重复测定,显色后以蒸馏水调节吸光度为零,读取各管的吸光度。求出各标准管的吸光度均值,减去 1 管吸光度均值后,对照赖氏单位绘制校准曲线。由于每批试剂都有差异,因此每换一个批号的试剂必须重新绘制曲线。

【参考值】 5~25 卡门氏单位。

【临床意义】 ALT 在肝细胞中含量较多,且主要存在于肝细胞的可溶性部分。当肝脏受损时,此酶可释放入血,致血中该酶活性浓度增加。

1. ALT 是肝细胞损伤的灵敏指标。急性病毒性肝炎转氨酶阳性率为 80%~100%,肝炎恢复期,转氨酶转入正常。但如在 100 U 左右波动或再度上升为慢性活动性肝炎。重症肝炎或亚急性肝坏死时,再度上升的转氨酶在症状恶化的同时,酶活性反而降低,提示肝细胞坏死后增生不良、预后不佳。

2. 慢性活动性肝炎或脂肪肝时,转氨酶轻度增高(100~200 U),或在正常范围,且 AST > ALT。肝硬化、肝癌时,ALT 有轻度或中度增高,提示可能并发肝细胞坏死,预后严重。其它原因引起的肝脏损害,如心功能不全时,肝淤血导致肝小叶中央带细胞的萎缩或坏死,可使 ALT、AST 明显升高;某些化学药物如异烟肼、氯丙嗪、苯巴比妥、四氯化碳、砷剂等可不同程度地损害肝细胞,引起 ALT 的升高。

3. 其他疾病或因素亦会引起 ALT 不同程度的增高,如骨骼肌损伤、多发性肌炎等亦可引起转氨酶升高。

4. ALT 活性降低见于磷酸吡哆醛缺乏症。

六、 血清尿素测定

【目的】 熟悉血清尿素速率法测定的原理、方法、参考值及临床意义。

【原理】 尿素经脲酶催化水解生成 2 分子氨及 1 分子二氧化碳,

氨在α-酮戊二酸和还原型辅酶Ⅰ存在下，经谷氨酸脱氢酶（GLDH）催化生成谷氨酸与氧化型辅酶Ⅰ。还原型辅酶Ⅰ在340 nm波长处有吸收峰，其吸光度下降的速率与待测样品中尿素的含量成正比。其反应式如下：

$$\text{尿素} + H_2O \xrightarrow{\text{尿素酶}} 2NH_3 + CO_2$$

$$NH_3 + \alpha\text{-酮戊二酸} + NADH + H^+ \xrightarrow{GLDH} \text{谷氨酸} + NAD^+ + H_2O$$

采用双试剂法进行测定，血清与缺少尿素酶的试剂混合，37℃保温5 min，以消除样品中所含的NH_3的影响。然后加入尿素酶，在波长340 nm处连续监测吸光度下降速率。

【试剂】

1. R1试剂	谷氨酸脱氢酶（GLDH）	200 U/mL
	α-酮戊二酸	100 mmol/L
	$NADPH_2$	0.3 mmol/L
2. R2试剂	脲酶	28 U/mL
	α-酮戊二酸	27.4 mmol/L

3. 尿素标准贮存液（100 mmol/L）　精确称取于60～65℃干燥恒重的尿素（Mw为60.06）0.6 g，溶解于无氨去离子水，并定容至100 mL，加0.1 g叠氮钠防腐，4℃可保存6个月。

4. 尿素标准应用液（5 mmol/L）　取5 mL上述贮存液用无氨去离子水稀释至100 mL。

【器材】　自动生化分析仪。

【操作】

1. 血清4.0 μL，加R1试剂300 μL，混匀，37℃水浴5 min。

2. 加R2试剂100 μL，在波长340 nm，比色杯光径1.0 cm，延滞期30 s，连续监测吸光度下降速率约30 s。

【计算】

$$尿素浓度(mmol/L)=\frac{测定\ \Delta A/min-空白\ \Delta A/min}{标准\ \Delta A/min-空白\ \Delta A/min}\times 5$$

【注意事项】

1. 在 340 nm 试剂空白对水的吸光度应大于 1.00 A，试剂浑浊或吸光度低于 1.00 A 的应放弃使用。

2. 测定过程中，各种器材和去离子水均应无氨离子污染，防止交叉污染，否则结果偏高。

3. 血液标本最好用血清，含 NaF 的血浆可导致结果偏低。

4. 在内源性氨正常时，本法能用于测定尿中的尿素。因为在反应的最初几秒钟内内源性氨会很快被耗尽，随后在 340 nm 测定的是由脲酶催化尿素反应生成的氨所引起的吸光度。

【参考值】 血清尿素 2.3 ~ 7.8 mmol/L。

【临床意义】 尿素是体内氨基酸分解代谢的终末产物，主要经肾小球滤过而从尿液中排泄，少量可经汗液、胆道排泄。血尿素的浓度取决于机体氮分解代谢能力和肾脏的排泄能力。血尿素升高可见于各种肾病所致的较严重的肾小球病变，也可见于蛋白摄入过多或分解代谢旺盛引起的非肾性高尿素血症。降低较少见，明显降低提示尿素生成障碍，多为严重肝病所致。

七、 血清肌酐测定

【目的】 熟悉血清肌酐速率法测定的原理、方法、参考值及临床意义。

【原理】 血浆或血清标本经除蛋白处理后，肌酐与碱性苦味酸产生 Jaffé 反应，生成橙红色的苦味酸肌酐复合物，在 510 nm 和 520 nm

间测定吸光度，与肌酐含量成正比。根据肌酐与苦味酸反应生成橘红色苦味酸肌酐复合物的速度与假肌酐不同，而设置适宜的检测时间。一些假肌酐如乙酰乙酸在 20 s 内已与碱性苦味酸反应，而在 20 ~ 80 s 之间，肌酐反应占绝对优势，80 s 后其他多数干扰物才有较快的反应，故而选择 25 ~ 60 s 的反应速率来反映真肌酐的含量。

【试剂】

1. 0.04 mol/L 苦味酸溶液。

2. 0.32 mol/L 氢氧化钠溶液。

3. 碱性苦味酸溶液　根据用量，将 0.04 mol/L 苦味酸和 0.32 mol/L氢氧化钠等体积混合，可加适量表面活性剂如 Triton X-100，放置 20 min 以后即可应用。

4. 肌酐标准贮存液(10 mmol/L)　113 mg 肌酐(Mw113.12)用 0.1 mol/L 盐酸溶解，并移入 100 mL 容量瓶内，再用 0.1 mol/L 盐酸定容至刻度。

5. 肌酐标准应用液(100 μmol/L)　取 1 mL 肌酐标准贮存液，用 0.1 mol/L 盐酸稀释至 100 mL。

【器材】　自动生化分析仪。

【操作】　采用自动/半自动分析仪速率法检测，按试剂盒说明书操作，或参照以下参数分析：仪器波长 510 nm，比色杯光径 1.0 cm，反应温度 37℃，样品/反应体积 =1/11。延迟时间 20 ~ 30 s，测量时间 30 s，得到标准管 ΔA/min 和测定管 ΔA/min。

【计算】

$$血清肌酐(\mu mol/L) = \frac{测定\ \Delta A/min}{标准\ \Delta A/min} \times 100$$

【注意事项】

1. 必须严格控制反应时间,尽量避免快速或慢速反应假肌酐物质的干扰。

2. 溶血产生的红细胞内非特异性物质将干扰反应。

3. 胆红素可引起负偏差。设置空白速率参数,能去除胆红素负干扰。

【参考值】

男性:53 ~97 μmol/L;

女性:44 ~80 μmol/L。

【临床意义】 肌酐是肌酸代谢的终末产物,基本不受肾外因素影响,在食物摄取及体内分解代谢较稳定的情况下,血肌酐浓度主要取决于肾小球滤过能力。血肌酐可作为肾小球滤过功能的指标,能判断肾小球滤过功能损害程度,其值持续升高,提示已有严重肾小球损害。由于肾脏有较强贮备能力,70% 以上肾单位遭到破坏时,血肌酐浓度才明显升高,因此无法用于肾病的早期诊断和治疗。

八、 自动生化分析仪测定

【原理】 自动生化分析仪(Automatic Biochemical Analyzer)的分析技术是由电脑控制,将取样、加试剂、混匀、保温反应、吸光度检测、结果计算、可靠性判断、数据显示和打印、数据传输、清洗等步骤实现自动化的仪器,是集电子学、光学、计算机技术和各种生物化学分析技术于一体的临床生物化学检测主要工具,以紫外可见光分光光度法为主的分析技术。自动生化分析仪分为连续流动式(Continuous Flow Style)、分立式(Discrete Style)、离心式(Centrifugation Style)和化学(Dry Chemistry)分析系统,目前主要使用分立式自动生化分析仪。

【临床应用】 自动生化分析仪的使用提高了临床生化检查的质

量和速度，减轻了检验人员的劳动强度，节约了样品和试剂，并有利于标准化的实现。

1. 终点法检测 常用的有总胆红素（氧化法或重氮法）、结合胆红素（氧化法或重氮法）、血清总蛋白（双缩脲法）、血清白蛋白（溴甲酚氯法）、总胆汁酸（酶法）、葡萄糖（葡萄糖氧化酶法）、尿酸（尿酸酶法）、总胆固醇（胆固醇氧化酶法）、甘油三酯（磷酸甘油氧化酶酶法）、高密度脂蛋白胆固醇（直接测定法）、钙（偶氮砷Ⅲ法）、磷（紫外法）、镁（二甲苯胺蓝法）等。以上项目中，除钙、磷和镁基本上还使用单试剂方式分析因而采用一点终点法外，其他测定项目都可使用双试剂故能选用两点终点法，包括总蛋白、白蛋白测定均已有双试剂可用。

2. 固定时间法 苦味酸法测定肌酐采用此法。

3. 连续监测法 对于酶活性测定一般应选用连续监测法，如丙氨酸氨基转移酶、天冬氨酸氨基转移酶、乳酸脱氢酶、碱性磷酸酶、γ谷氨酰基转移酶、淀粉酶和肌酸激酶等。一些代谢物酶法测定的项目如己糖激酶法测定葡萄糖、脲酶偶联法测定尿素等，也可用连续监测法。

4. 透射比浊法 透射比浊法可用于测定产生浊度反应的项目，多数属免疫比浊法，载脂蛋白、免疫球蛋白、补体、抗“O”、类风湿因子，以及血清中的其他蛋白质如前白蛋白、结合珠蛋白、转铁蛋白等均可用此法。

（姜旭淦）

第八章 临床免疫学检查

一、乙型肝炎病毒表面抗原测定

【原理】 采用ELISA双抗体夹心法。将纯化的抗HBs包被固相载体,加入待测样品,如果其中含有HBsAg,则与载体上的抗HBs结合,再加入辣根过氧化物酶(HRP)标记的抗HBs抗体,加酶底物/色原显色。颜色的深浅与样品中乙型肝炎病毒表面抗原(HBsAg)浓度呈正比。

【试剂】 购买专用成套试剂盒(国家食品药品监督管理局批准)试剂。

【器材】 酶标仪、37℃恒温箱、微量加样移液器及配套一次性吸头、吸水纸。

【操作】 参照试剂盒说明书,一般步骤如下。

1. 从冰箱取出试剂盒,室温平衡30 min。

2. 用蒸馏水将浓缩洗涤液20倍稀释成原倍的洗涤液。

3. 取足够数量的酶标包被板,固定于框架上。加入待测标本50 μL,阴性和阳性对照孔各50 μL,各设2孔,留1孔作空白对照。记录各孔位置。

4. 37℃水浴30 min。

5. 弃去液体,吸水纸上拍干,每孔加满洗涤液,静置1 min,甩去洗涤液,吸水纸上拍干,如此重复洗板4次(也可用洗板机按说明书操作洗板)。

6. 每孔加入酶标工作液50 μL,空白对照孔不加。

7. 37℃水浴 30 min。

8. 弃去液体,吸水纸上拍干,每孔加满洗涤液,静置 1 min,甩去洗涤液,吸水纸上拍干,如此重复洗板 6 次。

9. 每孔分别加入酶底物/色原溶液 50 μL,37℃避光显色 10 min。

10. 取出酶标板,每孔加终止液 50 μL,终止反应,肉眼可初步判断结果。

11. 以空白孔调零,在终止后 15 min 内,用 450 nm 波长测量各孔的吸光值(OD 值)。根据试剂盒说明准确判断结果。

【注意事项】

1. 实验严格按照说明书的操作进行。

2. 酶标包被板开封后如未用完,应立即装入密封袋中加干燥剂保存。

3. 标本不能含叠氮钠(NaN_3),因为叠氮钠是辣根过氧化物酶的抑制剂。

4. 为避免交叉污染,每加一个标本就要更换一次吸头;酶标工作液、底物等公共组分,要悬臂加样,不能碰到孔壁;不得重复使用封板膜。

5. 试剂盒保质期内使用,不同批号的试剂不得混用。

【参考值】 阴性

【临床意义】 乙型肝炎病毒表面抗原(HBsAg)是乙型病毒性肝炎血清学检测最重要的指标,HBsAg 阳性表示急性乙肝感染或携带者。

二、流式细胞仪测定

【原理】 流式细胞仪(Flow Cytometer,简称 FCM)是一项集荧光激发、电子物理、光电测量、计算机、细胞荧光化学、单克隆抗体等技术为一体的高科技仪器。概括来说，流式细胞术就是对于处在快速直线流动状态中的细胞或生物颗粒进行多参数的、快速的定量分析和分选的技术。随着各相关技术的迅速发展，FCM已经成为日益完善的细胞分析和分选的工具。其特点是：① 测量速度快，可在1秒钟内计测数万个细胞；② 可进行多参数测量，可以对同一个细胞做有关物理、荧光化学特性的多参数测量，并具有明显的统计学意义；③ 是一门综合性的高科技方法，它综合了多领域的知识和成果；④ 既是细胞分析技术，又具有精确的分选技术。在流式细胞仪中，细胞被传送到液流中的激光照射区。任何存在于悬液中的直径为0.2～150 μm的粒子或细胞都适用于流式分析。在实际工作中，用实体组织进行流式细胞分析往往是不可能的，分析之前必须对其进行分解消化成单个细胞。被液滴包绕的粒子称为细胞液柱，当粒子经过激光照射区时，通过激光激发产生散射光，含有荧光的粒子就会表现出其荧光特性。散射光和荧光由光路系统（相应的透镜，滤片和探测器）收集。分光器和滤光片引导散射光和荧光至相应的探测器，把光信号转换为电信号，并输送到计算机进行分析，得到细胞相应的各种特性。FCM按仪器性能可分为二大类：一类为单分析型，其特点是仪器的光路调节系统固定，自动化程度高，操作简单易掌握；另一类为分选分析型，其除具备单分析型功能外，还可将所需要的细胞分选出来。

【临床应用】

1. FCM在免疫学中的应用　FCM广泛地应用于检测各种免疫细胞的表面标志。淋巴细胞是正常机体免疫系统功能最重要的一大细胞群。在免疫应答过程中，淋巴细胞发育成为功能不同的亚群，各亚群的数量和功能发生异常时，就能导致机体免疫紊乱并产生病理变化。健康人群淋巴细胞 CD4/CD8 比值大约为 2∶1,但在人体细胞免疫力低下时可出现比例下降甚至倒置。FCM 可以同时检测一种或几种淋巴细胞表面抗原,不同淋巴细胞亚群数量的测定可用来监控病人的免疫状态,指导治疗。FCM 通过对人白细胞抗原(HLA)配型的测定可以为异体干细胞移植病人选择出最合适的供体,并进行骨髓或器官移植后免疫状态的监测。外周血 HLA-B27 的表达及其表达程度与强直性脊髓炎的发生有很大程度的相关性。用 FCM 检测阵发性睡眠性血红蛋白尿患者(PNH)血细胞的细胞膜所缺乏的磷脂酰肌醇锚链蛋白(CD55 与 CD59),比传统的溶血试验来确诊 PNH 具有更高的特异性和灵敏度。

2. FCM 在血液学中的应用　不同系统、不同分化阶段的血细胞膜表面表达不同的分化抗原,由于白血病细胞免疫分型的特点,反映了其本质上与相应正常骨髓细胞的差异,故 FCM 免疫表型分析可为血液病的临床免疫分型和预后判断提供了一个有效的工具。微小残留白血病(MRD)是白血病复发的主要根源,FCM 其高特异性与敏感性可以在患者缓解期检测是否有残留病变细胞,早期探测 MRD,以避免复发。FCM 还可用于血小板膜糖蛋白异常所致疾病的诊断,包括先天性或获得性血小板疾病,评价血小板活化的程度在血栓疾病和血栓前状态发生发展中的作用。用 FCM 检测血小板表面的相关抗体,对免疫性血小板减少性疾病的诊断及治疗监测,具有检测速度快、灵敏度高的优点。对外周血网织血小板的测定,有助于血小板减少症的病因学诊断,可作为骨髓血小板造血恢复的有用监控指标。

3. FCM 在肿瘤学中的应用　流式细胞术利用实体瘤标本或穿刺标本,胸腹腔积液、膀胱冲洗液、尿液、食管镜及支气管镜钳取的少量活检组织等对肿瘤细胞 DNA 含量进行测定,分析细胞周期,鉴别良性与恶性肿瘤,预测各种恶性肿瘤的预后,并能对化疗药物的选择、放疗时间强度的决定等起重要作用。

随着 FCM 技术的不断完善,FCM 的临床应用日益广泛,它不仅可分析细胞膜和胞质内抗原成分,DNA、RNA 含量水平,而且能够有效地进行靶细胞的分离和纯化。除了在上述临床应用外,还可应用于细胞凋亡检测、细胞内各种细胞因子检测、细胞分选等领域。

(胡嘉波)

第九章 临床病原学检查

一、临床标本的病原学检查及药物敏感试验

(一)革兰染色法

【目的】 熟悉革兰染色原理、方法及临床意义。

【原理】

1. 等电点学说 革兰阳性菌的等电点(pI 2.0~3.0)比革兰阴性菌(pI 4.0~5.0)低,在同一pH条件下革兰阳性菌带负电荷比革兰阴性菌要多,与带正电荷的碱性染料(结晶紫)结合牢固,不易脱色。

2. 化学学说 革兰阳性菌含有大量的核糖核酸镁盐,与进入胞浆内的结晶紫和碘牢固结合成大分子复合物,不易被乙醇脱色;而革兰阴性菌含此种物质少,故易被乙醇脱色。

3. 通透性学说 革兰阳性菌细胞壁结构较致密,肽聚糖层较厚,含脂质少,脱色时,乙醇不易进入。而革兰阴性菌细胞壁结构疏松,肽聚糖层较薄,含脂质多,易被乙醇溶解,致使细胞壁通透性增高,细胞内的结晶紫与碘复合物易被溶出而脱色。

【试剂】 革兰染色液、卢戈碘液、95%乙醇、石炭酸复红液。

【器材】 载玻片、接种环、酒精灯、葡萄球菌、大肠埃希菌等。

【操作】

1. 涂片 取载玻片1张,用蜡笔划线将其分成左右两格。用接种环先挑取生理盐水1~2环于载玻片每格中央,再分别挑取大肠杆菌和葡萄球菌少许菌落与生理盐水研匀,涂成直径约1 cm左右的菌膜。

2. 干燥 让涂片自然干燥,也可将标本面朝上在酒精灯火焰较

远处微微加热烘干，但切勿靠近火焰。

3. 固定　干燥后的标本片在酒精灯火焰上来回通过3次，冷却后染色。

4. 染色　分以下四步：

（1）初染　滴加结晶紫染液约2～3滴，以覆盖涂膜为度，染色1 min后用细流水冲洗，将玻片上积水轻轻甩干。

（2）媒染　滴加卢戈碘液数滴，染色1 min后用细流水冲洗，将玻片上积水轻轻甩干。

（3）脱色　滴加95%乙醇数滴，轻轻前后摇动玻片数秒钟，使均匀脱色，然后倾斜玻片，再滴加乙醇，直到流下的乙醇无色或稍呈淡紫色为止，大约30 s～1 min（灵活掌握时间），用细流水冲洗，将玻片上积水轻轻甩干。

（4）复染　滴加稀释石炭酸复红液数滴，复染0.5 min，用细流水冲洗，将玻片上积水轻轻甩干。

【结果判断】

1. 革兰阳性菌染成紫色；革兰阴性菌染成红色。

2. 葡萄球菌染成紫色，系革兰阳性菌（G^+），呈葡萄状排列的球菌。

3. 大肠埃希菌染成红色，系革兰阴性菌（G^-），呈单个散在排列的杆菌。

【注意事项】

1. 涂片厚薄要适宜，涂片太厚或太薄，菌体分散不均匀，会影响乙醇脱色，造成染色结果不准确。

2. 水洗时，水流不能过大或直接对准菌膜冲洗。

3. 因细菌的菌龄不同，染色结果也有差异，一般以18～24 h培养物染色结果最好。

【临床意义】　革兰染色法为临床病原学检查最常用的染色法，通过革兰染色有助于细菌的初步鉴别，并可作为选择药物的参考，了解细菌的致病性。

（二）细菌的数字编码鉴定法

【目的】　了解数字编码鉴定技术的原理和结果判断。

【原理】　数字编码鉴定技术是计算并比较数据库内每个细菌条目对系统中每个生化反应出现频率的总和。计算单项发生频率和多项发生频率，得出鉴定百分率（%id），按鉴定百分率排序、查码。具体内容是将鉴别细菌的各种生化反应培养基微量化，组成系列试剂。操作时，把待检细菌纯培养物接种于每个微量孔或微量管内，经一定温度和时间培养后，再加入指示剂或直接根据颜色变化得出生化反应结果，将这些结果进行编码。号码编出后，输入电脑或通过编码本，找出与该号码相对应的细菌名称，便可作出初步鉴定。

【试剂】　吲哚试剂、苯丙氨酸脱氨酶试剂、VP 试验试剂、硝酸盐还原试剂、氧化酶试剂、8.5 g/L NaCl 溶液等。

【器材】　大肠埃希菌、肠杆菌科细菌微量培养板或微量培养管、麦氏比浊管、数字编码鉴定系统编码本或电脑分析系统。

【操作】　以鉴定大肠埃希菌为例。

1. 形态染色、氧化酶试验　将分离培养的菌落涂片、革兰染色、镜检，为革兰阴性杆菌，氧化酶试验阴性。根据上述对被测菌的初步鉴定结果，选择合适的微量鉴定系统。

2. 制备细菌悬液　挑取平板上的单个菌落混悬于 1 mL 无菌的生理盐水中，使菌液浓度达 0.5 麦氏比浊度（约相当于 1.5 亿/mL 细菌数）。

3. 细菌的接种培养　将上述菌悬液接种于微量孔或微量管内(氨基酸脱羧酶试验需在菌悬液上加无菌石蜡油),于 35 ℃培养 18 ~ 24 h。

4. 结果观察　观察方法有三种:自发反应可用肉眼观察颜色变化或培养液是否混浊(生长试验);有些试验需添加试剂后方可出现颜色变化;有些试验需在紫外灯下观察荧光。观察后判断 + 或 - ,并记录在报告单上。

【结果判断】　微量生化反应鉴定系统中,依次每 3 个试验孔(管)为一组,每组三项试验依次均有"4,2,1"(或"1,2,4")数值,即每组第一个试验阳性为 4 分(或 1 分);第二个试验阳性为 2 分;第三个试验阳性为 1 分(或 4 分);阴性不算分。将生化反应阳性或阴性结果转化成相应的数值,将每一组的数值相加,得到一个不大于 7 的数值,这些数值依次排列组成编码(如图 9-1 所示,编码可为 3 位数、5 位数或 7 位数,依所使用的鉴定系统来源不同而不同),检索编码册或输入电脑,该编码所对应的细菌名称即为鉴定结果。

试验	VP	硝酸盐还原试验	苯丙氨酸脱氨酶	硫化氢	吲哚	鸟氨酸	赖氨酸	丙二酸盐	尿素	七叶苷	ONPG	阿拉伯糖	侧金盏花醇	肌醇	山梨醇
数值	4	2	1	4	2	1	4	2	1	4	2	1	4	2	1
结果	-	+	-	-	+	+	+	-	-	-	+	+	+	-	-
编码	2			3			4			3			4		

图 9-1　大肠埃希菌微量生化反应鉴定系统

本试验所得的编码是23434，查编码手册得出相应细菌名称为大肠埃希菌。

【注意事项】

1. 不同微量鉴定系统对细菌浓度悬液的要求不同，应按所使用的鉴定系统要求调整菌液浓度。

2. 有些试验需要加试剂后才可以观察到结果，操作时注意鉴定系统的操作说明。

（三）临床标本的病原学检查

【目的】　熟悉临床标本的病原学检查原理、程序、方法和临床意义。

【原理】　分离、培养、鉴定或显微镜检查细菌、真菌、支原体等病原微生物，直接或间接获得病原学证据，对感染性疾病的诊断具有重要意义。

【器材】

1. 培养基　普通琼脂平板、巧克力平板、血平板、肠道选择平板、各种生化反应培养基等。

2. 临床标本　血液标本、尿液标本、粪便标本、痰液标本、脑脊液标本、脓汁标本、生殖道分泌物标本等。

3. 其他　载玻片、酒精灯、镊子、毫米尺、培养箱、常用抗生素纸片等。

【操作】

1. 采集标本

（1）血液标本：消毒采血部位，用无菌注射器抽取静脉血，采血量以培养液体积的1/10为宜，成人采血量每次5～10 mL，儿童1～2 mL。采集的血液标本应立即注入硫酸镁葡萄糖肉汤（需氧培养）和硫乙醇酸钠肉汤(厌氧培养)培养瓶中,疑为沙门菌引起的肠热症时可注入胆汁葡萄糖肉汤,并迅速轻摇混匀。

(2) 尿液标本:健康人膀胱中的尿液是无菌的,当尿液经尿道排出体外,受到尿道口及外阴部正常菌群的污染而混有细菌。因此应遵守无菌操作,避免正常菌群的污染。临床最常用的是中段尿采集法,采集前先后用肥皂水及 1∶1000 的高锰酸钾水溶液清洗外阴部及尿道口,再用无菌水冲洗,无菌纱布擦拭。男性患者应翻转包皮,而女性患者用手将阴唇分开,弃去前段尿,留取中断尿 10 ~ 20 mL 于无菌容器中加盖送检。

(3) 粪便标本:根据不同患者的不同粪便性状取可疑粪便的脓血黏液部分 2 ~ 3 g;液体状粪便的絮状物 1 ~ 2 mL;然后将标本置于无菌容器中,或增菌液中,或保存液中送检。可疑志贺菌标本应用甘油缓冲液送检;可疑的霍乱患者,标本应置于碱性蛋白胨水中送检。对不易获得粪便时或排便困难的患者或幼儿,可采取肛拭子标本。

(4) 痰液标本:采集清晨第一口痰为最好。患者用清水漱口数次后,自行用力咳嗽自气管深部将痰液咳出并吐至无菌容器中。对痰液黏稠、痰量少或无痰等咳痰困难者,可雾化吸入 45 ℃左右的 10% 氯化钠水溶液,使痰液容易排出。在某些情况下可用支气管镜检法或支气管活检法采集痰液。

(5) 脑脊液标本:由临床医师以无菌方法采集脑脊液 3 ~ 5 mL,置无菌试管或小瓶中。由于脑脊液标本中常见的致病菌(如脑膜炎奈瑟菌和肺炎链球菌)能产生自溶酶,抵抗力极弱,对温度敏感,常离体后迅速死亡,因此脑脊液标本采集后应立即保温送检或床边接种。

(6) 脓汁标本:封闭性脓肿脓液的采集应对病灶局部皮肤消毒后,用无菌方法穿刺抽取脓液注入无菌试管中送检;疑为厌氧菌感染时，抽取脓液后立即排尽注射器内空气，将脓液注入厌氧运送小瓶中送检。对于开放性脓肿脓液的采集，应先消毒病灶周围，清理病灶表面，再用无菌棉签采取病灶深部脓液及分泌物。对大面积烧伤或创伤的患者，应用无菌棉签采集多个创面的分泌物标本，装入无菌试管，注明部位后送检。

（7）生殖道标本：泌尿生殖道感染性疾病种类多，需根据不同疾病的特征及检测目的采集不同标本。分泌物标本：用无菌生理盐水清洗尿道口，用无菌棉拭子或小刮勺插入尿道口 1.5 ~ 3 cm，停留 10 s，轻轻旋转或轻刮采集标本；外阴部糜烂、溃疡，先用无菌生理盐水清洗，然后用无菌棉拭子擦取病灶边缘的分泌物或吸取用力挤压出的组织液；阴道及宫颈口分泌物则在窥阴器下操作，用长的无菌棉签采集阴道分泌物或先用一长无菌棉签擦去宫颈口及其周围的分泌物，换取另一棉签伸入宫颈内 1 ~ 2 cm 处缓缓旋转数周采取标本；前列腺液则需进行前列腺按摩获取。穿刺液标本：生殖道疱疹应先用碘酊、酒精消毒后，用无菌注射器穿刺采集疱疹液；女性盆腔脓肿则在阴道局部消毒后，由直肠子宫凹陷处穿刺抽取；子宫内分泌物用无菌导管抽取，导管外套一层保护膜，插入子宫后再刺穿保护膜抽取分泌物。

2. 检查程序　采集的标本经验收合格后，按下列检查程序进行检查。

（1）血液标本的微生物学检查程序见图 9-2。

（2）尿液标本的微生物学检查程序见图 9-3。

（3）粪便标本的微生物学检查程序见图 9-4。

（4）痰液标本的微生物学检查程序见图 9-5。

（5）脑脊液标本的微生物学检查程序见图 9-6。

（6）脓汁标本的微生物学检查程序见图 9-7。

（7）生殖道标本的微生物学检查程序见图 9-8。

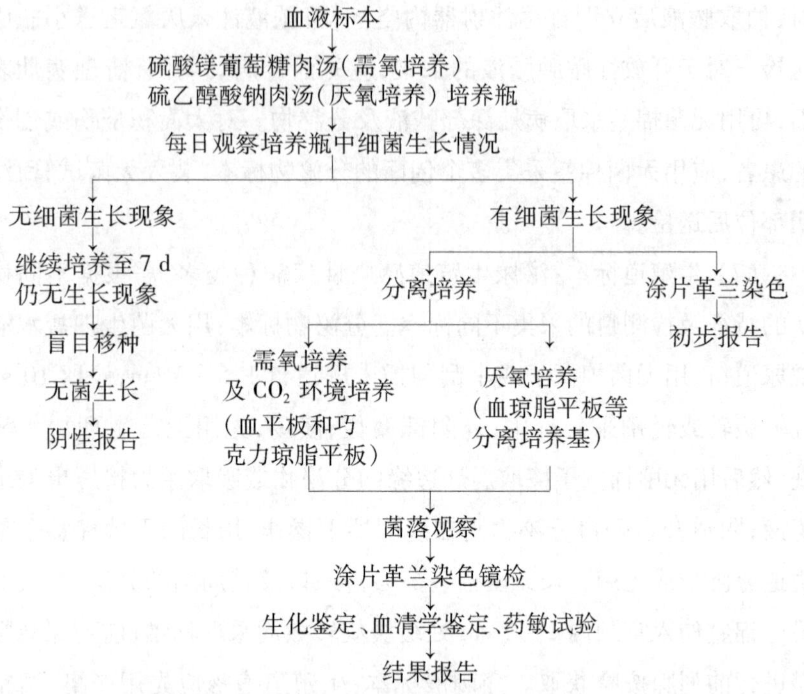

图 9-2 血液标本的微生物学检查程序

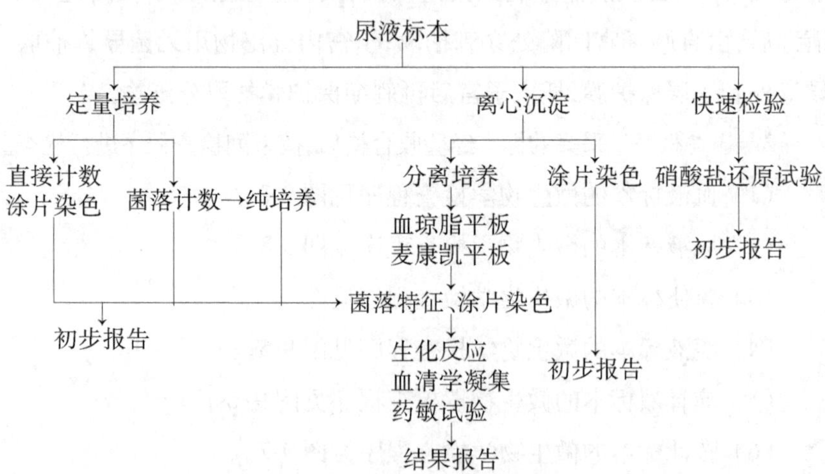

图 9-3 尿液标本的微生物学检查程序

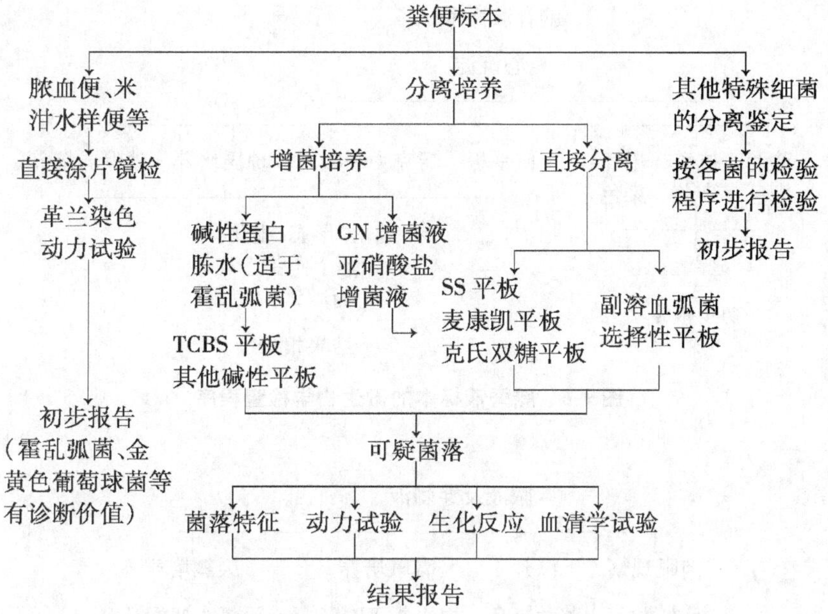

图9-4　粪便标本的微生物学检查程序

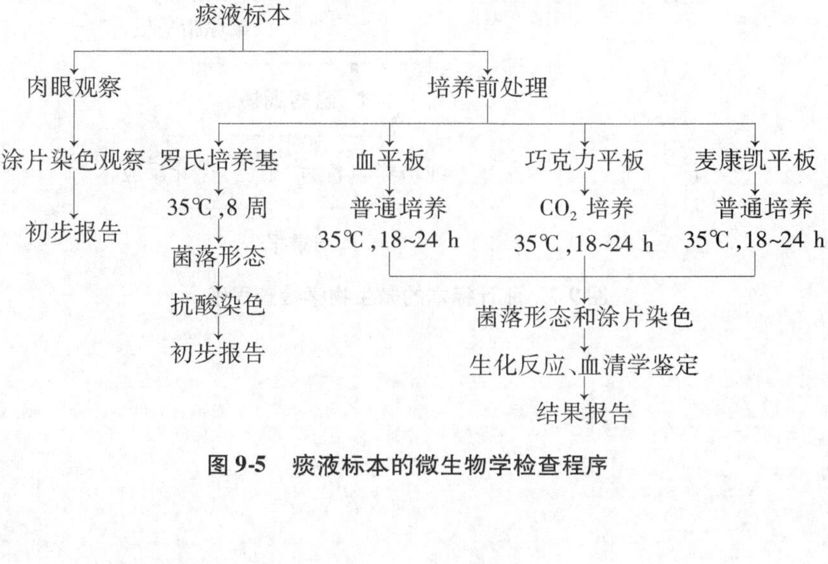

图9-5　痰液标本的微生物学检查程序

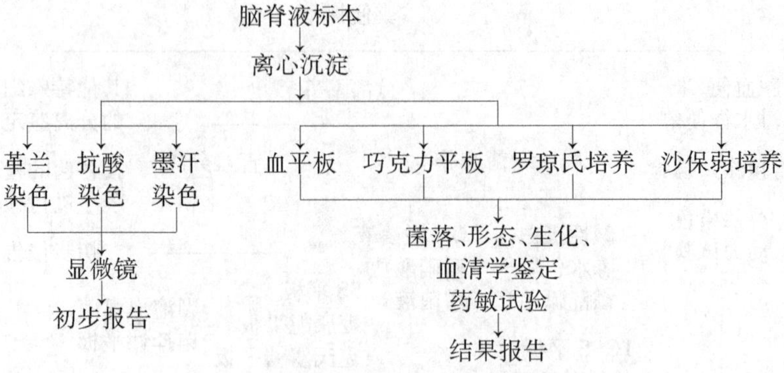

图 9-6　脑脊液标本的微生物学检查程序

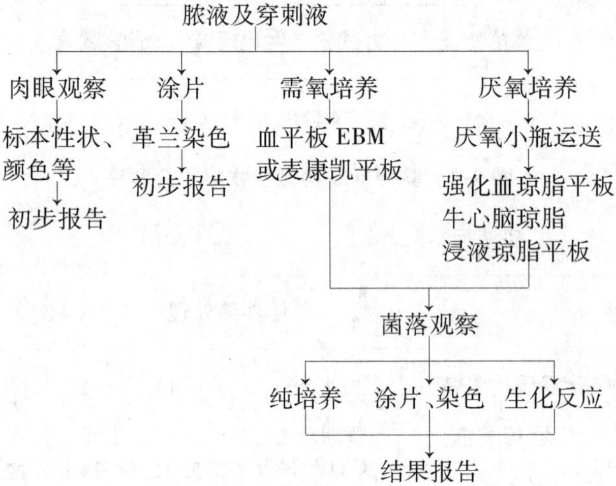

图 9-7　脓汁标本的微生物学检查程序

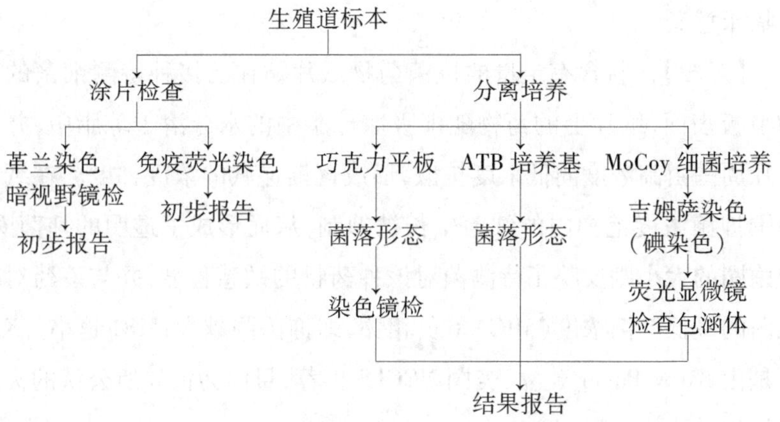

图 9-8 生殖道标本的微生物学检查程序

3. 检查方法 依据上述检查程序,选择适宜的培养基对各种临床标本进行分离培养和鉴定,并同时做药物敏感性检测。

【结果判断】

1. 阳性结果报告

(1)初级报告:依据革兰染色性和形态,直接抗菌药物敏感性试验进行初报。

(2)最终报告:依据细菌种属的最终鉴定结果和标准抗生素敏感性试验结果进行最终报告。

2. 阴性结果报告 经××天培养未见细菌生长。

【临床意义】 对临床标本进行病原微生物检查的最终目的是为临床感染性疾病提供诊断依据,鉴定引起感染的病原菌,同时为指导临床合理使用抗生素治疗感染性疾病提供依据。

(四)抗微生物药物敏感性试验

1. 纸片扩散法

【目的】 熟悉纸片扩散法(K-B 法)试验的原理、方法、结果判断及临床意义。

【原理】 将含有定量的抗菌药物纸片贴在已接种待测细菌的琼脂平板表面,纸片上的药物随即吸取琼脂中的水分溶于琼脂中,并沿纸片周围由高浓度向低浓度扩散,形成逐渐递减的浓度梯度。在纸片周围抑菌浓度范围内的细菌生长被抑制,从而形成了透明的抑菌圈。抑菌圈的大小则反映了待测菌对该种药物的敏感程度,并与该药对待检菌的最低抑菌浓度(MIC)呈负相关,即抑菌圈越大,MIC越小。K-B法是由Kirby-Bauer建立,美国NCCLS推荐,目前为世界所公认的标准纸片扩散法(定性法)。

【器材】

(1) 培养基:水解酪蛋白(M-H)琼脂。

(2) 抗菌药物纸片:阿米卡星(AMK)、青霉素(PEN)、氨苄西林(AMP)、哌拉西林(PIP)、头孢唑啉(FZN)、头孢呋辛(FRX)、头孢他啶(CAZ)、氨曲南(ATM)、亚胺培南(IMP)、环丙沙星(CIP)、万古霉素(VAN)、克林霉素(CLI)、复方新诺明(SXT)。不同种类的待测菌药敏试验选择不同的抗菌药物。

(3) 菌种:金黄色葡萄球菌(ATCC 25923)、大肠埃希菌(ATCC 25922)、铜绿假单胞菌(ATCC 27853)、临床分离的革兰阳性菌株和临床分离革兰阴性菌株。

(4) 其他:无菌棉签、酒精灯、镊子、毫米尺、培养箱等。

【操作】

(1) 菌液制备:从孵育16~24 h的非选择培养基(如血琼脂)平板上,挑取单菌落,直接把细菌接种于肉汤或无菌生理盐水中,制成0.5麦氏比浊管的悬液,其细菌浓度相当于10^8 CFU/mL。或从琼脂平板选取3~5个形体特征一致的菌落,用接种环转移至含4~5 mL的肉汤培养管中，35 ℃孵育 2 ~ 6 h 后用肉汤或无菌生理盐水将待检菌调制成 0.5 麦氏比浊的菌悬液。

（2）细菌接种：用无菌棉拭蘸取已调试的菌液，在管壁上稍加挤压之后，手持棉拭子 M-H 琼脂表面均匀划线接种，共划 3 次，每次将平板旋转 60°角，最后沿平板内缘涂抹一周，盖上平板，室温下置 3 ~ 5 min 待琼脂表面的水分稍干。

（3）贴纸片：用无菌镊子夹取纸片平贴在种好细菌的琼脂表面并轻压，使纸片与琼脂表面完全接触。纸片放置要均匀，各纸片中心距离不小于 24 mm，纸片距平板边缘的距离应不小于 15 mm。纸片一旦接触琼脂表面，就不能再移动。

（4）孵育：35 ℃培养 18 ~ 24 h 之后量取抑菌圈直径。

【结果判断】

（1）结果解释：用卡尺从背面精确测量包括纸片直径在内的抑菌圈直径，测得结果以毫米为单位进行记录，最后参照 NCCLS 的标准进行结果判断，并以敏感（S）、中介（I）和耐药（R）报告。

（2）质量控制：新鲜传代标准菌株在相同条件下对同种抗菌药物的敏感性，标准菌株的抑菌圈应在预期的范围内。如超出了该范围，则不能向临床发报告，应及时查出原因，予以纠正。

【注意事项】

（1）培养基的成分、酸碱度以及平板的厚度等对试验结果都会造成影响。M-H 琼脂平板是 CLSI 推荐的需氧和兼性厌氧菌药敏试验的标准培养基，pH 为 7.2 ~ 7.4，琼脂厚度为 4 mm，置 2 ~ 4 ℃冰箱可保存 1 周。使用时，平板表面若有水珠，应置 35 ℃孵箱 10 ~ 30 min，使水分蒸发。

（2）药物纸片的贴放要均匀，并且要充分接触琼脂。药物纸片应始终保存在封闭、冷冻、干燥的环境中,否则会影响其活性。长期储存须置 -20 ℃的冰箱,日常使用或没用完的纸片应及时置 4 ℃保存,用时须提前 1 ~2 h 取出放室温平衡。纸片应在有效期内使用。

(3) 菌液浓度也可影响试验的结果,浓度大、菌量多时抑菌环偏小;菌量少时抑菌环则偏大。此外,菌液配好后应在 15 min 内用完。

(4) 培养温度以 35 ℃为宜。平板最好单独摆放,若叠放也不能超过 2 块,防止受热不均。

(5) 应用精确度为 0.1 mm 的游标卡尺测量抑菌圈直径。

【临床意义】 用于临床细菌常规药敏检测,监测细菌的耐药变迁,指导临床用药。

2. 试管稀释法

【目的】 了解试管稀释法试验的原理、方法、结果判断及临床意义。

【原理】 将待检细菌接种于一系列经倍比稀释含有不同浓度抗菌药物的液体培养基中,定量测定抗菌药物对待检菌的最低抑制浓度(MIC)。一个特定抗菌药物的测试浓度范围应包含能够检测细菌的解释性折点(敏感、中介和耐药)的浓度,同时也应包含质控参考菌株的 MIC。

【试剂】 青霉素。

【器材】

(1) 培养基:水解酪蛋白(M-H)肉汤。

(2) 菌种:金黄色葡萄球菌(ATCC 25923)、大肠埃希菌(ATCC 25922)、铜绿假单胞菌(ATCC 27853)、临床分离的革兰阳性菌株和临床分离革兰阴性菌株。

(3) 其他:无菌棉签、酒精灯、镊子、毫米尺、培养箱等。

【操作】

（1）抗菌药物原液的配制：用蒸馏水或0.1 mol/L磷酸盐缓冲液（不同的抗生素，选择不同的溶剂，参考CLSI标准）配制一定浓度的抗菌药物原液。原液浓度常为测定最高浓度的十倍以上，肉汤稀释法常用的原液浓度为1 280 μg/mL。以滤过法除菌，小量分装使用，置-20 ℃以下保存三个月或4 ℃保存一周。

（2）抗菌药物稀释：取26支试管排列于试管架上，每排13支，分别用于待测菌和质控菌。用MH肉汤稀释抗菌药物原液至待测最高浓度（一般为128 μg/mL），并吸2 mL至第1，2号试管内。从第2号管开始按倍比稀释的方法将药物进行系列稀释，每管2 mL。

（3）菌液的准备：用与K-B法相同的方法增菌及校正菌液浓度至0.5麦氏单位之后，再用M-H肉汤按1:10稀释，使含菌量达到10^7 CFU/mL。

（4）细菌接种：将已准备好的稀释菌液用微量加样器取0.1 mL由低药浓度向高药浓度加于各排试管中，使最终细菌接种量为5×10^5 CFU/mL。

（5）孵育：35 ℃培养18～24 h之后观察细菌生长情况。

【结果判断】

（1）结果判读：将试管拿出逐一对光观察，凡无肉眼可见细菌生长的药物最低浓度即为待测菌（或质控菌）的MIC。

（2）质量控制：每次试验应根据测试菌种类选用金黄色葡萄球菌（ATCC 25923）、大肠埃希菌（ATCC 25922）、粪肠球菌（ATCC 29212）和铜绿假单胞菌（ATCC 27853）等标准菌株在相同条件下作平行试验。如果标准菌株的试验结果超过或低于预期值一个稀释度以上，不应发出临床报告，而应找出差错的原因。

【注意事项】

(1) 培养基的质量如pH、渗透压和电解质均可影响试验结果。

(2) 抗菌药物必须使用标准粉剂,不应使用口服药而影响其含量,配好后的药物原液应在有效期内使用,考虑到抗菌药物的效力,不同药物应选择不同的稀释度。

(3) 结果应在12~18 h内观察,培养时间过长,被轻度抑制的部分细菌可能会重新生长,由于某些抗菌药物不够稳定,时间延长其抗菌活性也会降低,甚至消失,从而使MIC增高。

(4) 接种菌量过多或过少也会影响MIC值。

(5) 肉汤稀释法,每批或每次实验时应根据待检菌种类,分别选用不同的标准菌株在同一试验条件下进行测定。

【临床意义】 稀释法是标准药敏试验的参考方法,但因操作繁琐,不易在常规工作中开展,多用于抗菌药物抗菌效力的测定,新药开发。目前临床的自动化或半自动化的药敏试验多采用与此类似的微量稀释法。

二、自动细菌培养和鉴定

【原理】

1. 自动血培养检测系统的工作原理

(1) 检测培养基导电性和电压的血培养系统:血培养基中因含有电解质而具有一定导电性。微生物在生长代谢过程中可产生质子、电子和各种带电荷的原子团,通过电极检测培养基的导电性或电压可判断有无微生物生长。

(2) 应用测压原理的血培养系统:许多细菌在生长过程中,常伴有吸收或产生气体现象,如很多需氧菌在胰酶消化大豆肉汤中生长时，由于消耗培养瓶中的氧气，故首先表现为吸收气体。而厌氧菌生长时最初均无吸收气体现象，仅表现为产生气体（主要为 CO_2），因此可利用培养瓶内压力的改变检测微生物的生长情况。

（3）采用光电原理监测的血培养系统：微生物在代谢过程中必然会产生代谢产物 CO_2，引起培养基 pH 及氧化还原电位改变。利用光电比色检测血培养瓶中某些代谢产物量的改变，可判断有无微生物生长。

2. 细菌自动鉴定及药敏系统的工作原理

（1）微生物自动鉴定系统工作原理：采用微生物数码鉴定原理，数码鉴定是指通过数学的编码技术将细菌的生化反应模式转换成数学模式，给每种细菌的反应模式赋予一组数码，建立数据库或编码成检索本。通过对未知菌进行有关生化试验并将生化反应结果转换数字（编码），查阅检索本或数据库，得到细菌名称。其原理是计算并比较数据库内每条细菌条目对系统中每个生化反应出现频率总和。微生物自动鉴定系统的鉴定板包含常规革兰阳（阴）性板和快速荧光革兰阳（阴）性板两种。其检测原理各不相同，常规革兰阳（阴）性板对各项生化结果（阴性或阳性）的判定根据比色法的原理，将待检菌接种到鉴定板后进行培养。由于细菌各自的酶系统不同，新陈代谢的产物也有所不同，而这些产物又具有不同的生化特性，因此各生化反应的颜色变化各不相同。仪器自动定时测定每一孔的透光度，当生长对照孔的透光度达到阈值时，指示已完成反应。快速荧光革兰阳（阴）性板则根据荧光法的鉴定原理，荧光物质均匀的混在培养基中，将菌种接种到鉴定板后，通过检测荧光底物的水解、底物被利用后的 pH 变化、特殊代谢产物的生成和某些代谢产物的生成率来进行菌种鉴定。

（2）抗菌药物敏感性试验的检测原理：其实质是微型化的肉汤稀

释试验，将抗生素微量稀释于培养板中，加入菌悬液孵育后放入仪器或在仪器中直接孵育，仪器每隔一定时间自动测定细菌生长浊度，或测定培养基中荧光指示剂的强度及荧光原性物质的水解，观察细菌的生长情况。得出待检菌在各药物浓度的生长斜率，经回归分析得到MIC值，并依据CLSI标准得到相应敏感度（敏感"S"、中度敏感"MS"、和耐药"R"）。

【临床意义】

1. 自动血培养检测系统　自动血培养检测系统能及时快速的提供血培养结果，对临床治疗败血症起着极其关键的作用。它除了适用于血培养外，还可用于其他无菌部位标本如脑脊液、胸水、腹水和关节炎等的细菌和真菌培养检测。

2. 细菌自动鉴定及药敏系统　自动化程度高，功能齐全的鉴定和药敏系统适用于临床微生物检查、卫生防疫和商检系统。功能范围包括细菌、厌氧菌和真菌鉴定以及抗生素敏感试验和MIC的测定。同时通过定期发出统计学报告，还能为医院感染的控制及流行病学调查提供科学的依据。

（王晓春）

第十章　分子生物学检查

PCR 法检测乙型肝炎病毒 DNA

【目的】　掌握 PCR 法扩增乙型肝炎病毒 DNA 的原理、方法及临床意义。

【原理】　聚合酶链式反应(Polymerase Chain Reaction, PCR)是一种利用耐热 DNA 聚合酶(如 Taq DNA 聚合酶)等在体外条件下，特异扩增一对引物间 DNA 片段的技术。根据乙型肝炎病毒 DNA 序列设计获得特异引物，以模板 DNA、dNTP、引物、Taq DNA 聚合酶为反应体系，通过变性、退火、延伸三个步骤循环往复，短时间内即可扩增获得大量乙型肝炎病毒 DNA 产物。

【试剂】　PCR 反应体系：10×缓冲液、$MgCl_2$(25 mmol/L)、dNTP(10 mmol/L)、引物 1 和 2(10 pmol/L)、Taq DNA 聚合酶(4 U/μL)和 ddH_2O；琼脂糖电泳试剂。

【器材】　PCR 仪、0.2 mL PCR 反应管、电泳槽、电泳仪。

【操作】

1. PCR 反应体系加样　设计待测标本、空白、阳性对照 3 个反应。取 1 个 PCR 反应管，依序加入缓冲液、$MgCl_2$、dNTP、两种引物和 Taq DNA 聚合酶，制备不含模板反应原液。经瞬时离心 10 s，混匀后，均匀加入 3 个 PCR 反应管中，再分别加入待测标本、ddH_2O 空白、阳性对照各 1 μL 作为模板，总体积为 25 μL。盖紧 PCR 反应管，再次瞬时离心 10 s，混匀后置于 PCR 仪上进行 PCR 反应。

加样程序见表 10-1：

表 10-1 PCR 法检测乙型肝炎病毒 DNA 加样程序

组　分	反应原液(×3)	反应体系
10×缓冲液	7.5 μL	2.5 μL
$MgCl_2$	6.0 μL	2.0 μL
dNTP	1.5 μL	0.5 μL
引物 1	1.5 μL	0.5 μL
引物 2	1.5 μL	0.5 μL
Taq DNA 聚合酶	0.6 μL	0.2 μL
ddH_2O	53.4 μL	17.8 μL
模板 DNA	暂不加	1.0 μL
	72 μL	25 μL

2. PCR 扩增反应

按下列程序,在 PCR 仪上进行 DNA 扩增:

预变性　94 ℃　5 min

变性　94 ℃　30 s
退火　60 ℃　30 s　} 30 个循环
延伸　72 ℃　30 s

延伸　72 ℃　10 min

4 ℃保存

3. 结果检测　PCR 反应结束后,取 10 μL 扩增产物利用 1% 琼脂糖凝胶电泳进行鉴定,其余置于 4 ℃备用。

【注意事项】 PCR 反应灵敏度高,微量模板 DNA 即可扩增得到大量 DNA 产物。应注意防止反应体系被微量 DNA 模板污染和交叉污染,尤其在待扩增靶序列浓度低的情况下,需要采取以下防备措施:

1. 所有缓冲液吸头、离心管等用前必须进行高压处理,常规消耗品一次性使用,避免反复使用造成污染。

2. PCR 体系加样操作要在超净台内进行，应戴手套并勤于更换，操作前后必须紫外灯消毒 30 min。

3. 最后加模板 DNA 后立即盖好、混匀，所有非即用管应盖严。加模板 DNA 后应更换手套。

4. PCR 法检测实验设阳性、阴性空白对照。

【临床意义】

1. 用 PCR 法检测乙型肝炎病毒 DNA，主要是检查出一些潜在的低水平感染。该方法可以检测乙型肝炎病毒携带者以及患者的乙型肝炎病毒 DNA，而且还能检查出 HBsAg 阴性慢性乙型肝炎，弥补血清学方法检查的不足。

2. PCR 法检测能判断乙型肝炎病毒的复制状态、疗效及传染性的强弱，有助于临床采取针对性的治疗措施。

3. 孕妇在孕前进行乙型肝炎病毒的 PCR 法检测能帮助其选择最佳的怀孕时机，有利于孕妇和胎儿的健康。

（严永敏）

参考文献

[1] 顾可梁主编. 实验诊断实验指导. 北京:海洋出版社,1992.

[2] 中华人民共和国卫生部医政司. 全国临床检验操作规程(第3版). 南京:东南大学出版社,2006.

[3] 吴晓蔓主编. 临床检验基础实验指导(第3版). 北京:人民卫生出版社,2007.

[4] 管洪在主编. 临床血液学与检验实验指导(第3版). 北京:人民卫生出版社,2007.

[5] 吴爱武主编. 临床微生物学与检验实验指导(第3版). 北京:人民卫生出版社,2007.

[6] 王琰,钱士匀主编. 生物化学与临床生物化学检验实验教程. 北京:清华大学出版社,2005.

[7] 张朝霞,张琼主编. 实验诊断学实验指导. 北京:科学出版社,2006.